中国血友病管理指南

（2021版）

杨仁池 主 编

中国协和医科大学出版社

北 京

图书在版编目（CIP）数据

中国血友病管理指南：2021版 / 杨仁池主编. —北京：中国协和医科大学出版社，2021.11

ISBN 978-7-5679-1845-0

Ⅰ.①中…　Ⅱ.①杨…　Ⅲ.①血友病－诊疗－指南　Ⅳ.①R554-62

中国版本图书馆CIP数据核字（2021）第195141号

中国血友病管理指南（2021版）

主　　编：杨仁池
责任编辑：沈冰冰
封面设计：许晓晨
责任校对：张　麓
责任印制：张　岱

出版发行：**中国协和医科大学出版社**
（北京市东城区东单三条9号　邮编100730　电话010－65260431）
网　　址：www.pumcp.com
经　　销：新华书店总店北京发行所
印　　刷：北京联兴盛业印刷股份有限公司
开　　本：710mm×1000mm　　1/16
印　　张：13.25
字　　数：220千字
版　　次：2021年11月第1版
印　　次：2021年11月第1次印刷
定　　价：69.00元

ISBN 978－7－5679－1845－0

编委会名单

主　编

    杨仁池　中国医学科学院血液病医院

           （中国医学科学院血液学研究所）

副主编（按姓氏笔画排序）

    王学锋　上海交通大学附属瑞金医院

    孙　竞　南方医科大学南方医院

    吴竞生　中国科学技术大学附属第一医院

    张心声　山东省血液中心

    赵永强　中国医学科学院北京协和医院

编　　委（按姓氏笔画排序）

    于国霞　首都医科大学附属北京儿童医院

    王　伟　中国医学科学院血液病医院

           （中国医学科学院血液学研究所）

    王书杰　中国医学科学院北京协和医院

    王玉华　中国医学科学院血液病医院

           （中国医学科学院血液学研究所）

    王学锋　上海交通大学附属瑞金医院

    王春立　首都医科大学附属北京儿童医院

    王甜甜　山东省血液中心

    冯晓勤　南方医科大学南方医院

    朱铁楠　中国医学科学院北京协和医院

    刘淑芬　中国医学科学院北京协和医院

    孙　竞　南方医科大学南方医院

李　军　中国医学科学院血液病医院
　　　　（中国医学科学院血液学研究所）
李　强　南方医科大学南方医院
李莉艳　南方医科大学南方医院
李魁星　中国医学科学院北京协和医院
李颖嘉　南方医科大学南方医院
杨仁池　中国医学科学院血液病医院
　　　　（中国医学科学院血液学研究所）
杨林花　山西医科大学第二医院
吴心怡　首都医科大学附属北京儿童医院
吴竞生　中国科技大学附属第一医院
吴润晖　首都医科大学附属北京儿童医院
余自强　苏州大学附属第一医院江苏省血液研究所
迟　骋　北京大学人民医院
张　磊　中国医学科学院血液病医院
　　　　（中国医学科学院血液学研究所）
张心声　山东省血液中心
张翠明　山西医科大学第二医院
陈　滨　南方医科大学南方医院
陈丽霞　中国医学科学院北京协和医院
陈玲玲　中国医学科学院血液病医院
　　　　（中国医学科学院血液学研究所）
陈振萍　首都医科大学附属北京儿童医院
郑昌成　中国科学技术大学附属第一医院
房云海　山东省血液中心
赵　华　山西中医药大学
赵永强　中国医学科学院北京协和医院
柳竹琴　南方医科大学南方医院
殷　杰　苏州大学附属第一医院江苏省血液研究所

翁习生　中国医学科学院北京协和医院

郭　杨　北京大学人民医院

郭新娟　中国医学科学院血液病医院
　　　　（中国医学科学院血液学研究所）

程　彦　山东省血液中心

薛　峰　中国医学科学院血液病医院
　　　　（中国医学科学院血液学研究所）

戴　菁　上海交通大学附属瑞金医院

前　　言

　　血友病是一种X连锁隐性遗传性出血性疾病，分为血友病A和血友病B两种。近十年来，血友病防治领域进展迅速，无论是治疗理念还是新产品的研发等都取得了令人可喜的进步。中国自2009年起建立并逐步完善了血友病病例信息管理制度，全国31个省、自治区和直辖市成立了各级血友病信息管理中心和诊治中心，并积极推行血友病分级诊疗体系，已初步搭建起我国血友病防治体系。

　　为了规范国内同行的诊疗行为以及为有关部门制定政策提供依据，中华医学会血液学分会血栓与止血学组的中国血友病协作组先后制订、更新并发表了相关血友病中国专家共识/指南，但由于期刊篇幅的限制，血友病防治的一些细节问题不能充分展开。随着中国血友病协作组和中国罕见病联盟联合发起的血友病中心能力建设评估的开展，国内有越来越多的医院申请对各自血友病中心进行评估和认证。为了进一步落实血友病防治"属地化管理，同质化诊疗"的目标，中国血友病协作组和中国罕见病联盟血友病学组组织有关人员进行了血友病管理指南的编撰，希望该指南的出版发行能够帮助我国血友病防治工作者提高血友病防治的水平，最终为我国血友病患者提供规范、合理的诊疗。

　　需要指出的是，为了保持每个章节的相对完整性，部分内容难免重复。另外，由于编写和出版时间跨度较大，有些内容也许不能反映最新进展。望广大读者不吝赐教，以便我们在以后更新时改进。

　　本指南的顺利出版得益于各位编写人员的辛勤工作，以及中国协和医科大学出版社的大力支持，在此一并致谢。

编　者

2021年8月

目　　录

第一章

总 论

血友病是一种X连锁隐性遗传性出血性疾病，可分为血友病A和血友病B两种。前者表现为凝血因子Ⅷ（FⅧ）缺乏，后者表现为凝血因子Ⅸ（FⅨ）缺乏，都是由于相应的凝血因子基因突变引起。F8基因位于Xq28，全长共187kb，由26个外显子组成，可转录为长9.0kb的mRNA。F9基因位于Xq27，全长共33kb，包含8个外显子，其mRNA为2.8kb。所有血友病患者中，血友病A占80%～85%，血友病B占15%～20%。女性血友病患者极其罕见，但有些血友病女性携带者也可以有出血表现。

第一节 概 述

根据FⅧ或FⅨ的活性水平，血友病可分为3型（表1-1）。

表1-1 血友病A/B临床分型

临床分型	凝血因子活性水平	出血症状
重型	<1%	肌肉或关节自发性出血
中间型	1%～5%	小手术/外伤后可有严重出血，偶有自发性出血
轻型	5%～40%	大的手术或外伤可致严重出血，罕见自发性出血

注：1%＝1IU/dl。

血友病A和血友病B的临床表现基本相同，主要表现为关节、肌肉和深部组织出血，也可有胃肠道、泌尿道、中枢神经系统出血以及拔牙后出血不止等。若反复出血，不及时治疗可导致关节畸形和/或假肿瘤形成，严重者可危及生命。外伤或手术后延迟性出血是本病的特点。轻型患者一般很少出血，只有在损伤或手术后才发生；重型患者自幼即有出血，身体的任何部位都可出血；中间型患者出血的严重程度介于轻型和重型之间。

如果患者出现上述症状且不能用其他原因来解释，应该考虑可能是血友病，并进行相关实验室检查以便确诊（详见第二章）。本病要注意与血管性血友病、获得性血友病以及其他遗传性和获得性凝血因子缺乏症鉴别。

血友病目前还无法根治，其疾病特点决定了患者的全生命周期都必须得到规范化管理。急性出血时应及早到附近的专业医疗机构接受治疗或者在家庭进行自我注射。早期治疗可以减少疼痛、功能障碍以及远期残疾，并显著减少因并发症导致的住院。家庭治疗必须由血友病中心的专业人员密切监管，且只有在患者及其家属得到充分的教育和培训后才能进行。

血友病患者应避免肌内注射和外伤。原则上禁服阿司匹林或其他非甾体解热镇痛药以及所有可能影响血小板功能的药物。若有出血应及时给予足量的替代治疗；进行手术或者其他创伤性操作时，应进行充分的替代治疗。

血友病患者应该在血友病中心接受综合关怀团队的诊疗与随访。综合关怀包括血友病诊断、治疗、并发症和/或合并症的处理等涉及多学科的医疗行为，可促进患者的身心健康和提高其生活质量，同时降低并发症的发病率和病死率。此外，对于血友病患者个体而言，综合关怀团队还应将血友病患者及其家庭成员纳入，因为各种管理方案需要患者及其家庭成员的配合才能顺利实施。由多学科专业人员组成的团队根据患者临床实际情况和国内相关诊疗共识/指南提供协调性综合关怀，可最大限度满足血友病患者的治疗需求。

综合关怀的核心要素包括为患者提供合理的治疗（并不仅限于急性出血的处理）、随时提供急诊处理、提供及时准确的实验室诊断（包括抑制物测定）、提供患者所需的基因重组凝血因子产品和/或血浆源性凝血因子浓缩物以及其他止血药物。血友病患者管理应优先考虑以下几点：患者数据登记和上报；防治出血和关节损伤；迅速处理出血事件，包括关节出血后的物理治疗与康复；疼痛管理；骨骼肌肉并发症的处理；抑制物的筛查与处理；合并症的处理；口腔护理；生活质量评估与心理支持；遗传咨询与诊断；患者及其家庭成员的持续性教育与支持等。

全国性协调一致的规范化管理将有助于提高我国血友病防治水平，要做到这一点，就必须有全国性的血友病防治组织，有全国性的病例登记系统，有足够且价格适中的血友病治疗相关产品供应。我国血友病防治经过几代人的努力，已经逐步缩小了与发达国家的差距，下面将重点介绍我国血友病防治体系建立的过程以及所取得的成绩。

第二节 我国血友病防治历史沿革

我国最早有据可查的血友病病例来自北京协和医院。1924年4月21日该院为一名血友病合并枕部撕裂伤的患者在输血替代下成功进行了手术。1929年，陈美珍在《中华医学杂志》发文讲述血友病的家族遗传方式，认为血友病患者的家族应了解遗传方式，谨慎婚嫁生育。1933年，冯兰馨在《中华医学杂志》上报道了一例血友病患者，该患者就诊的时间是1928年底，这是目前检索到的国内最早的血友病文献报道。

我国从20世纪50年代开始，陆续在各地建立了出凝血实验室，有关出血性疾病的诊治也逐步发展起来。1956年，苏北医学院附属医院（南通大学附属医院的前身）的王逸民在《中华医学杂志》上报道了采用凝血时间、凝血酶原消耗试验、重钙化凝血时间进行抗血友病球蛋白缺乏症（即血友病A）、血浆血栓形成质成分缺乏症（即血友病B）及血浆血栓形成质前质缺乏症（即FⅪ缺乏症）的实验室鉴别诊断的具体方法。1964年，上海瑞金医院的徐福燕教授在国际上首先建立了简易凝血活酶生成试验，并将其应用于血友病A/B及凝血因子Ⅺ缺陷症的诊断。1982年，陈竺教授在国内首先建立了凝血因子活性检测的一期法。为明确我国血友病的患病率，由中国医学科学院血液病医院（血液学研究所）杨天楹教授于1985年发起成立全国血友病协作组，于1986～1988年组织全国24省市37个地区对血友病进行了调查，初步查明我国血友病的患病率为2.73/10万。1987年，中国医学科学院的沈岩教授和上海儿童医院的曾溢滔教授分别在国内报道了基因诊断技术在血友病A/B中的临床应用；2002年，中山大学附属第一医院徐艳文教授报道了国内第一例胚胎植入前基因诊断用于血友病A的诊断。至今，血友病的基因诊断已经作为一种常规的诊断手段，广泛应用于疾病的诊治。

作为一种遗传性疾病，医保政策对于血友病的防治至关重要。在政府和各方面的共同努力下，血友病作为20种大病之一已于2013年纳入全国的大病医疗保险。随着医保政策和药品供应的不断改善（表1-2列举了我国历年上市的FⅧ/FⅨ产品），国内的血友病替代治疗也从按需治疗逐步过渡到预防治疗。2017年版国家医保目录正式将儿童血友病预防治疗纳入医保报销范围。近两年儿童血友病预防治疗逐步从低剂量发展到中高剂量和个体化预防，成人预防治疗也在部分省市展开。这些措施显著提高了我国血友病患者的生活质量。

表1-2　FⅧ/FⅨ产品及所属企业与上市时间

产品及所属企业	上市时间（年）	产品及所属企业	上市时间（年）
血浆源性FⅧ		**凝血酶原复合物**	
上海莱士	1995	上海莱士	1995
华兰生物	2000	上海新兴	1997
绿十字（中国）	2000	国药集团（上海）	1997
成都蓉生	2001	华兰生物	2008
泰邦生物	2012	贵州泰邦	2013
国药集团（上海）	2012	山东泰邦	2014
同路生物	2013	南岳生物	2019
上海新兴	2015	山西康宝	2019
广州双林	2020	河北大安	2020
山西康宝	2020	成都蓉生	2020
基因重组FⅧ		博雅生物	2020
拜耳（二代）	2007	广东卫伦生物	2020
武田（三代）	2012	**血浆源性FⅨ**	
辉瑞（三代）	2012	山东泰邦	2020
拜耳（三代）	2018	**基因重组FⅨ**	
诺和诺德（三代）	2020	辉瑞	2013
神州细胞（三代）	2021	赛诺菲（长效）	2021
绿十字（三代）	2021		

国内血友病基因治疗临床尝试起步较早。1993年上海复旦大学的薛京伦教授团队在国际上首次报道了血友病B基因治疗的临床试验，该试验采用反转录病毒为载体，将人FⅨ基因导入患者皮肤原代成纤维细胞，经过基因工程处理的细胞植入胶原后再通过皮下注射到患者，共进行了2例。2003年本元正阳基因技术股

份有限公司研制的重组 AAV-2/人凝血因子Ⅸ注射液（rAAV-2/hFⅨ）获得国家新药审评中心批准进行Ⅰ期临床试验，中国医学科学院血液病医院的杨仁池教授作为该试验负责人，进行了 2 例临床观察。上述尝试都因为长期疗效不佳而终止进一步试验。2019 年 11 月，中国医学科学院血液病医院张磊教授团队与上海华东理工大学肖啸教授团队合作，进行了 AAV 载体表达人 FⅨ基因治疗血友病 B 的临床探索，目前已经完成 10 例受试者的临床给药。最早的三位患者治疗后观察期均超过 1 年，FⅨ 活性稳定在 34.8% ～ 39.5%，无明显不良反应。张磊教授团队与华毅乐健生物科技有限公司合作，进行了 AAV 载体表达人 FⅧ基因治疗血友病 A 的临床探索，2021 年 3 月第一例入组，FⅧ活性最高达 100%，目前其他患者正在入组。

第三节　我国现代血友病防治体系的建立

一、世界血友病联盟对我国血友病防治的贡献

1990 年经过中国卫生部与外交部协商，批准中国医学科学院血液病医院代表中国加入世界血友病联盟（World Federation of Hemophilia，WFH）［卫外发（90）221 文件］，成为其成员组织的一员。为了提高我国医务工作者和血友病患者及其家庭成员对本病的认识，WFH 于 1993 年 5 月 11 ～ 14 日，在天津举行了首届 WFH 中国血友病讲习班，全国近 200 位血液病专科医生、护士、检验人员和从事输血的专业人员参加了此次讲习班。时任卫生部副部长的殷大奎先生接见了 WFH 官方代表团所有成员，代表团成员由澳大利亚、英国、加拿大等国的医生和护士组成，由时任 WFH 国际血友病培训中心（International Hemophilia Training Centre，IHTC）委员会主席的凯文·理查德（Kevin Richard）博士率领，加拿大籍华人潘文钊（Man-Chiu Poon）教授为专家组成员。此次会议对我国血友病防治的普及推广起到了非常重要的作用。1996 年 9 月 17 日，安徽省卫生厅批准同意成立安徽省血友病管理中心，挂靠在安徽省立医院，成为国内首家官方批准的省级血友病管理中心。

2000 年 9 月 22 ～ 24 日，由中国医学科学院血液病医院主办的第二届中国血友病讲习班在天津举行。WFH 医学委员会副主席卡罗尔·卡斯珀（Carol Kasper）教授、加拿大籍华人潘文钊教授和陆冠雄（Koon-Hung Luke）教授等应邀与会。

此外，还邀请了37位血友病患者和40位患者家属参加会议，会议期间成立了全国血友病病友联谊会，由储玉光先生任会长。该联谊会自成立以来与医务工作者积极配合，在血友病患者宣教与救助等相关方面做了大量卓有成效的工作，同时推动了我国血友病患者组织的发展与壮大。2010年起各地血友病患者组织相继在其所在省市获得官方注册，为促进我国血友病防治和医保政策的改善以及在提升血友病关怀水平方面起到了积极作用。

2000年，在加拿大参加世界血友病大会期间，WFH时任主席布赖恩·奥马霍尼（Brian O'Mahony）先生率领WFH官员与中国与会专家（阮长耿院士，以及杨仁池、王学锋、孙竞等）举行了会谈，作为WFH的志愿者，潘文钊教授和陆冠雄教授等应邀与会。此次会谈后，WFH决定以天津、上海和广州3个城市为代表，加大对于中国血友病防治的支持。布赖恩·奥马霍尼先生率领WFH官方代表团于2001年对中国医学科学院血液病医院、上海瑞金医院和广州南方医院进行了正式访问。2001年山东省卫生厅批准同意成立山东省血友病诊疗中心，挂靠在山东省血液中心。

经WFH批准，我国先后有4个血友病中心与发达国家的血友病中心结为姐妹中心：中国医学科学院血液病医院血友病中心于1997年与加拿大卡尔加里大学Foothills医院的血友病中心结为姐妹中心。我国一名血友病患儿于1999年在加拿大成功接受了手术治疗。为此，WFH将1999年度WFH姐妹中心奖授予中国医学科学院血液病医院血友病中心与加拿大Foothills医院的血友病中心（该奖于2000年7月18日在加拿大蒙特利尔市举行的第二十四届WFH大会上正式颁发）。另外3个姐妹中心是广州南方医院与渥太华儿童医院（2000年）、香港玛丽医院与英国皇家免费医院（2000年）、上海瑞金医院与加拿大Foothills医院－渥太华儿童医院（2002年）。这些姐妹中心的成立促进了我国血友病专业防治队伍的建设。

二、中国血友病协作组的成立及其贡献

在WFH的支持下，我国6家血友病中心（中国医学科学院血液病医院、北京协和医院、上海瑞金医院、广州南方医院、安徽省立医院、山东省血液中心）于2004年发起成立了中国血友病协作组（Hemophilia Treatment Center Collaborative Network of China，HTCCNC）。同时成立了4个工作组即登记、实验诊断、护理和康复理疗工作组，2008年又成立了儿科工作组（表1-3）。在中华医学会血液学

分会血栓与止血学组领导下，在WFH和/或加拿大姐妹中心专家的大力支持下，中国血友病协作组每年举办各种规模的血友病医生、护士、康复师、检验师等专业学习班，对于有志于从事血友病防治的医务人员进行培训，为中国血友病防治工作培养了一批高素质的专业队伍。同时开展患者/家属的教育。迄今共举办12次全国血友病大会，由6家创始中心轮流负责主办，参会人员包括血友病防治的多学科有关专业人员和血友病患者/家属，使中国的血友病防治工作与国际相关领域前沿逐步接轨。中国血友病协作组的努力也得到了国内外有关方面的认可，2009年WFH正式将中国纳入其全球共同进步联盟（Global Alliance for Progress, GAP）项目，并于2010年授予中国血友病协作组的6家创始中心为"WFH中国血友病培训中心"。

表1-3 中国血友病协作组各工作组取得的成绩

工作组	组长	取得的成绩
登记	杨仁池	开发全国血友病病例登记系统，2007年由纸质版转换为网络版，2009年该系统被卫生部指定为国家血友病病例信息管理系统
实验诊断	王学锋	与卫生部临床检验中心一道建立FVIII和FIX活性检测的全国质控系统
护理	孙竞	制定和出版血友病护理手册
儿科	吴润晖	提出和推广低剂量预防治疗方案，汉化加拿大的儿童血友病生活质量评分系统（CHO-KLAT）
康复理疗	陈丽霞	推广血友病的康复理疗，汉化加拿大的关节评估系统（HJHS）

除了与WFH合作，中国血友病协作组也积极争取社会各界的支持。2006年以来，诺和诺德血友病基金会为我国提供了十几项血友病发展项目，支持国内的血友病登记、中心硬件建设、实验室质控、医患宣教等，为提高我国血友病防治水平做出了积极贡献。2007年以来，中华慈善总会和各地慈善协会、中国初级卫生保健基金会和多家药企等针对血友病患者开展了慈善救助项目。此外，我们还与有关方面合作出版了WFH官方刊物《血友病》的中文版，根据不同主题每年不定期出版，现已经出版发行4卷9期。2016～2020年，山东省等针对建档立卡的贫困血友病患者开展了精准扶贫工作。

卫生部于2009年11月底发布《关于建立血友病病例信息管理制度的通知》（卫办医政函〔2009〕981号），并指定中国医学科学院血液病医院作为国家血友病病例信息管理中心。同时，全国31个省、自治区和直辖市也按要求成立了省级血友病信息管理中心。2012年12月7日《卫生部办公厅关于做好血友病医疗服务工作的通知》（卫办医政函〔2012〕1101号）发布，要求完善血友病病例信息管理制度，建立血友病分级诊疗体系。此后，全国血友病登记、防治体系网络正式建立，省地市县各级血友病中心陆续成立，目前向国家血友病病例信息管理系统上报有关数据的血友病中心已有180余家，录入病例数近4万例。

在国内血友病诊治发展之初，为解决一家医疗机构难以同时具备完整、有效的多学科团队（multidisciplinary team，MDT）诊疗模式的难题，2004年北京协和医院（血液科、骨科、理疗科、口腔科）联合北京儿童医院（儿科血液科）、北京人民医院（急诊科）、北京朝阳医院（遗传咨询中心）在首都医学发展基金的支持下，创建了符合当时国情的北京血友病综合中心，该模式有力推进了全国血友病综合管理中心的建设。时至今日，它对国内一些地区尤其是边远地区的血友病中心建设仍具有借鉴意义。

为全面落实卫办医政函〔2012〕1101号文件和国卫医发〔2019〕50号文件的要求，中国血友病协作组与国家卫生健康委领导下的中国罕见病联盟合作，以中国血友病协作组制定的血友病中心建设标准为依据，于2019年正式启动了对国内自愿接受评审的血友病中心进行能力建设评估，以使我国血友病防治水平进一步提高和更加规范，并最终实现血友病防治"属地化管理，同质化诊疗"的目标。为了助力血友病中心能力建设，由天津市护理学会与中国医学科学院血液病医院主办，中国血友病协作组、天津市血液病医疗质量控制中心、国家血液系统疾病临床医学研究中心、中国血液病专科联盟协办，第一期血友病专科护士暨全国血友病护理培训班于2021年4月19日～6月18日在天津举办。在此期间，共有来自全国17个省市的34名学员完成了3周理论培训和2周临床实践，并通过了理论和实践考核后被授予血友病专科护士资质。另外，有350名护士参加了线上培训。

为了规范血友病的诊治，中国血友病协作组还会同有关专家先后制定了《血友病诊断与治疗中国专家共识》（2011年版、2013年版和2017年版）《儿童血友病诊疗指导原则/诊疗规范》（2011年版、2017年版和2019年版）《获得性血友病A诊断与治疗中国专家共识》（2014年版）《中国血友病骨科手术围术期处理专家共识》《凝血因子FⅧ/FⅨ抑制物诊断与治疗中国指南（2018年版）》和《血友病治疗中国指南（2020年版）》等规范性文件。此外，我国学者还结合中国实际情况提出了我们自己的超声评分系统、凝血因子药物代谢动力学评估方法等，为我国血友病诊疗提供了客观的评估工具。

我国血友病防治水平虽然已经有了大幅提高，但无论是在政策保障、产品供应还是诊疗手段方面仍有进一步提高的空间。我们将在国家有关部门的支持下，在专业学术团体的领导下，团结带领全国同行为进一步提高我国血友病防治水平而不懈努力。

（杨仁池）

参 考 文 献

［1］杨仁池，王鸿利. 血友病［M］. 2版. 上海：上海科学技术出版社，2017.

［2］王逸民. 抗血友病球蛋白缺乏症、血浆血栓形成质成份缺乏症及血浆血栓形成质前质缺乏症之实验室鉴别诊断［J］. 中华医学杂志，1956，42（9）：859-861.

［3］徐福燕，王振声，董云轩. 简易凝血活酶生成试验［J］. 天津医药杂志（输血与血液学附刊），1964，2（3）：250-255.

［4］陈竺，王振义，蔡敬仁，等. 血友病甲按因子Ⅷ凝血活性分型的研究［J］. 上海医学，1982，5（7）：391-395.

［5］沈岩，吴冠云，吴珍珍，等. 凝血因子Ⅷ基因内BCL Ⅰ多态性的研究及其在血友病产前诊断中的应用［J］. 中国医学科学院学报，1987，9（6）：402.

［6］曾溢滔，陈美珏，张美兰，等. 血友病B的产前基因诊断［J］. 中华医学杂志，1987，67（1）：40-41.

［7］Dai J，Lu Y，Ding Q，et al. The status of carrier and prenatal diagnosis of haemophilia in China［J］. Haemophilia，2012，18（2）：235-240.

［8］Dou X，Poon MC，Yang R. Haemophilia care in China：Achievements in the past decade［J］. Haemophilia，2020，26（5）：759-767.

［9］Dou X，Liu W，Poon MC，et al. Patients with haemophilia A with inhibitors in China：a national real-world analysis and follow-up［J］. Br J Haematol，2021，192（5）：900-908.

［10］Xu Y，Zhuang G，Shu Y，et al. Preimplantation gender diagnosis by fluorescence in situ hybridization［J］. CMJ，2002，115（6）：874-877.

［11］Yang R，Poon MC，Luke KH，et al. Building a network for hemophilia care in China：15 years of achievement for the Hemophilia Treatment Center Collaborative Network of China［J］. Blood Adv，2019，3（S1）：34-37.

第二章

实 验 诊 断

实验室检测是疾病诊断的重要手段，不同的出血性疾病临床症状相似，正确的诊断和治疗极大地依赖实验室检测。实验室需要制定严格的操作程序和流程，配备具有出凝血实验室检测相关专业知识背景和丰富工作经验的技术人员，使用适当的检测设备和试剂，以及具备完善的实验室检测管理及质量控制体系。血友病的实验诊断包括表型诊断和基因诊断，以下分别进行描述。

第一节 表型诊断

表型诊断是血友病诊断的重要环节，对疾病的诊治具有重要作用。出凝血功能检测较其他实验室检测而言，具有以下特殊性：①检测前患者必须进行特殊准备；②筛选试验，如凝血酶原时间（prothrombin time，PT）、活化部分凝血活酶时间（activated partial thromboplastin time，APTT）、内皮细胞以及血小板相关检测等首先用于评估可能导致出血的原因，但结果正常不能完全排除出血性疾病；③确诊试验主要包括凝血因子活性检测，必要时需要其他特殊检测进行明确诊断。

一、检测前准备

（一）患者准备

拟行PT、APTT、凝血因子活性检测的患者样本采集前无须空腹，光学法检测血小板功能患者应空腹受检。注意避免药物干扰，例如阿司匹林对血小板功能的影响可以持续7～10日；抗凝药物如华法林、肝素、利伐沙班等对凝血因子的抑制作用时间长短不等，若进行检测，应了解抗血小板、抗凝药物的使用情况；若患者抽血前有剧烈运动或者处于应激状态、炎症后等，可导致FⅧ、血管性血友病因子（von Willeebrand factor，vWF）水平出现暂时性升高，故应休息30分钟后抽血。

（二）样本准备

1. **一般事项**　样本标签上需标注患者姓名、门诊或住院号、采样时间；按照标准采血操作流程指南进行血样采集，抽血时压脉带使用时间尽量缩短。

2. **采样注意**　使用塑料注射器或者负压采血系统，采血针的规格建议成人为19～21G、儿童为22～23G，从外周静脉进行血样采集；避免从静脉留置针中采集血样；采集血样时避免产生泡沫；若从导管装置中采集血样，则要求丢弃初始2ml血样后再进行采集。

3. **抗凝剂**　推荐用于PT、APTT或凝血因子活性检测的样本使用0.109mol/L（3.2%）枸橼酸三钠抗凝剂，抗凝剂与血液按1∶9比例进行抗凝，将样本轻柔颠倒混匀3次以上。若采血量＜90%的目标体积，则检测结果会受到影响；若患者血细胞比容（hematocrit，Hct）≥55%，则会因抗凝剂与血浆的比例升高而导致PT/APTT的结果延长，此时需要按照相应的计算公式进行抗凝剂比例的调整。

4. **样本保存条件**　样本采集后，室温条件下（18～25℃）应在1小时内送检并分离血浆。检测结果可由于样本送检的时间以及储存条件等因素产生一定的差异，如高温（＞25℃）可导致FⅧ活性降低；而低温（2～8℃）则会导致某些蛋白降解系统激活；检测前若将样本置于2～8℃保存3.5小时，可使FⅧ和vWF水平降低，导致本应正常的结果误诊为血管性血友病（von Willebrand disease，vWD）。

5. **乏血小板血浆（platelet-poor plasma，PPP）制备**　标准离心流程为室温，1500g，不少于15分钟。残留的血小板数量要求＜$1.0×10^9$/L。PPP制备完成后，应迅速进行测定，如FⅧ：C检测需要在4小时内完成。

6. **PPP的保存条件**　−35℃可保存3个月，−70℃则可保存6个月；禁止使用具有自动除霜功能的冰箱；使用前，冻存样本需要在37℃水浴中快速复溶4～5分钟，避免形成冷沉淀。

7. **不合格样本**　①凝血或溶血样本；②采集量＜80%的目标体积样本；③未经抗凝剂调整的高Hct样本；④非0.109mol/L（3.2%）枸橼酸三钠抗凝剂抗凝样本；⑤静脉留置针中采集的样本。

二、仪器和试剂

（一）凝血因子检测所需辅助设备

包括以下内容：①37℃水浴设备，用于冻存样本的快速复溶，或用于手工方法检测；②经校准的刻度加样器；③一次性塑料试管；④秒表等。

（二）血凝仪

凝血因子检测的关键设备，选购时需要考虑可开展的项目、检测通量、方法学原理、样本架的兼容性、售后服务能力、安全性等因素。全自动血凝仪相比于手工法和半自动检测仪器具有更好的准确度和精密度，并且可以对分析前因素进行自动监测，比如样本的脂血、溶血、黄疸等。

（三）试剂

凝血因子检测相关试剂涉及激活剂、乏凝血因子基质血浆、定标血浆、质控（正常、异常水平）血浆等，发色底物法检测更涉及试剂中特定的凝血因子FIXa、FX及特定的发色底物等。在考虑有效期的前提下，各实验室应要求供应商尽量保持同一批号产品的持续供应。不同品牌试剂敏感性不同，故不建议同时使用。各实验室应当建立各自的参考区间，或者对拟使用的参考区间进行验证。

三、质量控制

质量控制分为检验前质量控制、室内质量控制（internal quality control，IQC）和室间质量评价（external quality assessment，EQA）。涵盖实验过程的所有环节，包括患者准备、样本采集、运送、前处理、检测和结果的分析和解读等。

（一）检验前质量控制

涉及样本采集相关的各环节，样本的质量因素对检测结果的准确性起到决定性作用。检验前质量控制程序需要多个相关科室/部门联合制定。

（二）IQC

可监测某时间段内所报结果的可靠性。对于所有的FⅧ/FIX检测，每次样本测试时必须进行IQC（正常值和低值），必须在IQC在控的情况下才可进行样本检测并发放检测报告；对于在正常范围的IQC结果，其变异系数（coefficient of variation，CV）值要求＜10%。有研究表明，使用储存的标准曲线得到的检测结果，其CV值显著高于新建标准曲线检测结果。

（三）EQA

参加EQA项目，可以评估本实验室相关检测的质量。推荐选择国内或国际的EQA项目中相关凝血因子的内容，根据评分结果改善实验室检测质量。

四、实验室检测

目前绝大部分实验室均已具备半自动或全自动血凝仪，通过对凝血终点的准确判读获取检测结果。这要求工作人员具有丰富的实验室经验，特别是在检测结果延长、纤维蛋白原浓度降低以及血凝块牢固程度减低等情况下，需要对凝固曲线进行识别和判读。

（一）筛选试验

选择血小板计数、PT、APTT作为出血性疾病最常用的筛选实验，PT和APTT试剂特性对凝血因子缺乏的敏感性存在一定差异。

对于临床怀疑血友病A的患者，推荐采用含有人源性组织因子的PT试剂用于检测，若选用非人源性组织因子PT试剂，则部分与轻型血友病A患者有类似临床出血表现的FⅦ缺乏患者可出现PT和FⅦ活性结果正常，从而导致误诊。在某些轻型血友病患者中，APTT结果可在正常范围。因此，当APTT检测结果在正常参考范围之内时不可轻易排除轻型血友病，还需要结合临床表现进行综合判断。

出血时间测定缺乏敏感性和特异性，且检测过程容易出现误差。其他的血小板功能相关实验，如血小板聚集等在需要时可以检测。

基于上述检测的实验结果，对于出血性疾病可以做大致分类，见表2-1。

表2-1　筛选试验在出血性疾病中的结果

可能的诊断	PT	APTT	血小板计数
血友病	正常	正常或延长	正常
vWD	正常	正常或延长[a]	正常或减低
血小板缺陷	正常	正常	正常或减低

注：[a]当FⅪ、FⅫ、激肽释放酶或高分子量激肽原缺乏时可表现相同的模式。

在轻型出血性疾病的患者中，这些筛选实验结果可显示正常，如某些类型的vWD、某些基因确诊的轻型血友病、血小板功能缺失、FⅩⅢ缺乏症、罕见的纤溶缺陷等。

（二）纠正试验

PT/APTT延长时，可选用纠正试验（又称混合试验）进一步探究原因。选用正常混合血浆进行纠正试验可帮助鉴别凝固时间延长源于凝血因子缺乏还是源于存在某种循环抗凝物或者抑制物。若患者血浆和正常混合血浆以等比例混合后获得的APTT即刻纠正试验结果正常，不可轻易排除FⅧ抑制物的存在，需要结合37℃条件下患者血浆和正常混合血浆等比例混合2小时孵育后的APTT纠正试验结果进行综合分析，因为FⅧ抑制物为时间依赖性抗体。以APTT纠正试验为例，可按照图2-1进行操作，并对结果进行解读。

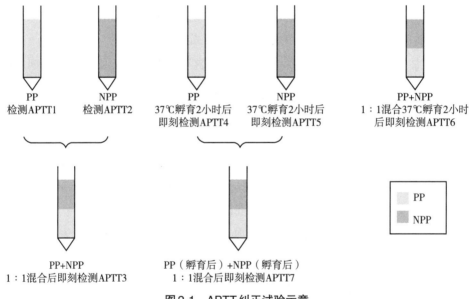

图2-1　APTT纠正试验示意

注：PP，患者；NPP，正常混合血浆。所有混合后血浆检测APTT均应即刻进行，以排除因放置时间过久导致的试验误差，避免影响结果判断。

1. 即刻APTT纠正试验　①检测PP得到APTT1；②检测NPP得到APTT2；③将PP和NPP以1∶1混合后即刻检测得出APTT3。

2. 孵育APTT纠正试验　①将PP、NPP、PP和NPP 1∶1混合血浆的容器封口，置于37℃水浴箱孵育2小时。水浴时间的控制非常重要，水浴超过2小时，有造成假阳性的风险。②待准确孵育2小时后，分别即刻检测孵育后的PP、NPP和1∶1

混合血浆得到APTT4、APTT5、APTT6，同时将孵育后的PP和NPP以1∶1混合后即刻检测得到APTT7。

3. 结果判读 常用的APTT纠正试验结果判读方法有正常参考范围/正常参考区间法、循环抗凝物指数（index of circulating anticoagulant，ICA）法，后者又称罗斯纳指数（Rosner Index）法、百分比纠正法、其他方法等。以上所有方法均不能100%区分凝血因子缺乏与凝血抑制物，若需明确诊断尚需结合相应的确诊试验进行综合判断，并建立适用于本实验室仪器和试剂的结果判读方法。

（三）确诊试验

1. 凝血因子活性测定 FⅧ活性测定可以选择发色底物法或者一期法。基于APTT检测的一期法（凝固法）是目前国内大部分实验室采用的FⅧ∶C测定方法。FⅧ和FⅨ乏因子血浆必须确保待测因子FⅧ或FⅨ的充分缺乏（<1%），其他凝血因子水平正常（>50%）。

定标曲线的设定方法可影响检测结果的质量，当对某些中间型或重型血友病患者样本进行检测时需要设定独立的标准曲线（低值定标曲线），不接受简单地将标准曲线的线性范围人为延长；每次试剂批号更换、IQC失控、仪器故障（加样系统、温控系统及检测系统）维修后等情况下需要重新设定标准曲线。

某些基因诊断明确的轻型血友病A患者使用一期法检测时可表现为正常的FⅧ活性，但用发色底物法或两步法检测则活性降低；当然，相反的情况也存在。这意味着对于某些特殊的血友病患者的诊断，必要时需要使用两种以上的活性检测方法。所有诊断为FⅧ活性降低的患者或者临床怀疑血友病A的患者均需排除vWD，特别是需要将vWD诺曼底型与轻型血友病进行鉴别，因为两者均具有正常的vWF抗原但伴随FⅧ活性减低。

无论采用一期法还是发色底物法进行FⅧ/FⅨ检测，用于标准曲线定标的参考血浆/标准血浆（商品化或自行制备）的靶值必须追溯到WHO国际标准品，结果用IU/ml或IU/dl表示。

当有抑制物存在时（如狼疮抗凝物、高滴度的抑制物以及某些抗凝药物），使用单点稀释进行样本的检测可导致结果不准确。采用一期法对临床血友病疑似患者进行诊断时，WFH建议将患者血浆进行3个稀释度（原倍、1∶2、1∶4）的检测。样本检测结果的连线必须与标准曲线平行，若所得的检测曲线与标准曲线不平行，则结果需要仔细审阅，很可能存在病理性凝血因子抑制物或者狼疮抗凝物，某些治疗性抗凝药物也可有这种表现。当上述情况存在时，凝血因子活性可随稀释倍数的增加而升高，若血浆未能得到充分稀释则凝血因子活性会被低估，稀释倍数越大，检测结果越准确。针对我国实验室的实际情况，建议患者血浆至少进行2个稀释度（原倍、1∶2）的检测，以尽可能降低检测CV值以及抑制物的漏检率。

对于狼疮抗凝物阳性的患者，建议使用对狼疮抗凝物不敏感的APTT试剂用于一期法FⅧ∶C/FⅨ∶C检测。

2. vWF检测　vWF的活性和抗原检测可用于vWD的诊断分型，但有某些vWD的亚型可表现为活性和抗原均正常，需要进一步开展vWF多聚体分型、胶原结合试验以及FⅧ结合试验等功能性试验，以便于明确诊断。

vWF抗原含量分析（vWF∶Ag）可使用酶联免疫吸附试验（enzyme linked immunosorbent assay，ELISA）或乳胶免疫测定（latex immunoassay，LIA）进行血浆vWF水平检测；健康人群的vWF的水平不一，取决于多种因素，主要是血型（O型水平最低）和年龄（随年龄增长），还有手术、出血、月经周期、妊娠等。

血小板依赖的vWF活性即瑞斯托霉素辅因子活性（vWF∶Rco）是使用瑞斯托霉素诱导vWF与血小板GPIb结合，从而检测血小板依赖的vWF活性，是检测vWF活性的金标准。

根据vWF∶Rco与vWF∶Ag的比值可以确定血小板依赖的vWF活性下降是源于vWF质的异常还是量的异常。

3. 抑制物检测　确定某种凝血因子抑制物存在可以使用特定的抑制物检测方法，抑制物滴度的定量可以使用Bethesda法或Nijmegen方法（改良的Bethesda法），后者可以提高原有Bethesda法的特异性和敏感性。

对于接受FⅧ或FⅨ制品治疗的患者，其抑制物检测不需要洗脱期，可采用热灭活的方式（56℃ 30分钟后，1700g离心5分钟）使样本中的FⅧ/FⅨ失活，以便于抑制物的检测。当FⅧ/FⅨ活性＜5%时，不影响抑制物检测，不需要热灭活。

使用Nijmegen方法进行抑制物检测时，可以采用不同的FⅧ活性检测方法。美国抑制物检测指南要求，当FⅧ抑制物滴度＜2.0BU时，需要使用发色底物法进行检测，采用发色底物法代替一期法对残余FⅧ活性进行检测可显著提高特异性，并减少可能存在的实验误差，减少假阳性结果。对于疑似有狼疮抗凝物或者其他治疗性抗凝药物，如肝素或FXa、FⅡa直接抑制剂等存在时，采用发色底物法更能准确地证实抑制物的存在（相对于一期法而言）。

抑制物滴度≥0.6BU时被认为具有临床意义。部分非中和性FⅧ抗体不能被Nijmegen方法检出，但也具有一定的临床相关性，其可加快FⅧ在体内的清除，该类非中和性抗体可以采用ELISA方法进行检测。

对FⅧ和FⅨ抑制物进行定量检测时，WFH推荐残余FⅧ：C/FⅨ：C在25%～75%可以用来计算抑制物的浓度，最准确的抑制物结果是残余FⅧ：C/FⅨ：C活性接近50%时计算得出的浓度。

（四）特殊情况下的凝血监测

1. 输注FⅧ/FⅨ制品后 随着血友病诊断治疗水平的日渐提高，可供选择的替代药物也日益增多，包括血浆源性凝血因子浓缩物以及各种基因重组产品，越来越多的患者能够得到及时有效的治疗。治疗过程中凝血因子活性的监测可用于指导临床用药，以及评估患者抑制物产生的情况。

（1）血浆源性凝血因子浓缩物的治疗监测：输注凝血因子浓缩物后，若未达到预期效果，通常提示存在抑制物。样本中含有外源性凝血因子浓缩物制品时，用一期法或发色底物法得到的FⅧ：C/FⅨ：C的结果可能存在一定差异。若按照凝血因子测定结果进行疗效评价或者药物剂量调整，必须注意某些检测方法对部分产品不适用。若某种检测方法的结果显著高于理论预期值，可能导致治疗不足，并存在临床出血风险。

对于血浆源性FⅧ浓缩物的治疗监测，WFH推荐使用一期法或发色底物法并使用血浆源性的标准品（可溯源到WHO国际标准品）。对于FⅧ或FⅨ浓缩产品替代治疗的疗效监测，WFH推荐经过认证的用于相应浓缩物产品实验室检测的方法，特别是对于蛋白修饰的FⅧ和FⅨ制品。

（2）基因重组产品的监测：目前基因重组产品的选择越来越多，有长半衰期的FⅧ/FⅨ（EHL FⅧ/FⅨ）、B区缺失的FⅧ（BDD FⅧ）、聚乙二醇（PEG）修饰的FⅧ或BDD FⅧ等。

对于某些B区缺失伴不同PEG基团的FⅧ重组产品治疗效果的监测，WFH建议使用经过验证的一期法或发色底物法，包括使用鞣花酸作为激活剂的APTT试剂或部分二氧化硅作为激活剂的APTT试剂，并使用可溯源至WHO国际标准品的定标血浆。

对于含有未经修饰的重组FⅨ的凝血因子制品治疗效果的监测，WFH推荐使用一期法或发色底物法和可溯源至WHO国际标准品的定标血浆。发色底物法可能会低估FⅨ的活性。

对于FⅨ-IgG1的重组产品治疗效果的监测，WFH推荐使用经试剂性能验证的一期法或发色底物法，APTT试剂包括鞣花酸作为激活剂和部分二氧化硅作为激活剂的试剂，并使用可溯源至WHO国际标准品的定标血浆。

2. 艾美赛珠单抗治疗的监测　艾美赛珠单抗是一种基因工程双特异性抗体，其模拟FⅧ的功能，可同时与人的FⅨa和FⅩ结合，但不受FⅧ调控。艾美赛珠单抗可显著缩短APTT检测结果。因此，所有基于APTT的因子活性检测结果均可受到显著影响。艾美赛珠单抗可显著干扰基于人源性FⅨa和FⅩ的发色底物检测试剂，但对于牛源性FⅨa和FⅩ的发色底物检测无影响。艾美赛珠单抗的浓度监测可以用一期法检测高稀释度的样本，并参照艾美赛珠单抗的标准曲线得到相应的检测结果，以μg/ml形式表示。对于重度血友病A伴或不伴抑制物的患者，即使艾美赛珠单抗的水平处于极低治疗量，其APTT结果也可能正常或者略延长。

对于使用艾美赛珠单抗治疗的血友病A患者进行FⅧ活性水平测定，因可影响人源性FⅩ的发色底物法检测结果，WFH推荐使用牛源性FⅩ的发色底物法；若怀疑接受艾美赛珠单抗治疗的患者体内存在抗艾美赛珠抗体，WFH建议使用改良的一期法进行艾美赛珠单抗水平检测，包括样本提前稀释和使用艾美赛珠单抗标准品制备标准曲线。

第二节　基因诊断

血友病患者的基因检测，可以鉴别患者家系中具有生育可能的女性是否是致病基因的携带者。若特定女性未携带致病基因，则可以正常结婚生育；若经检测相关女性为致病基因的携带者，在妊娠早期或中期通过绒毛膜或羊水脱落细胞F8相关基因缺陷的检测，排除或确定胎儿是否是血友病A患者或致病基因的携带者。若是前者，则可以及时终止妊娠，避免患儿的出生。血友病B由于FⅨ基因较小，一代测序多可以明确诊断。血友病A由于F8基因缺陷复杂，需要采用特殊的手段进行诊断。具体的诊断策略包括直接基因诊断与间接基因诊断。

（一）直接基因诊断

对于血友病A的基因诊断，奥登伯格（Oldenburg）等建立了其基因诊断的通用流程，根据血友病A患者临床分型制订不同的直接基因诊断方案。针对重型血友病A患者，首先采用长链PCR（LD-PCR）或反向移位PCR（IS-PCR）进行内含子22倒位检测。若结果为阴性，则采用双重PCR法进行内含子1倒位检测；若后者结果为阴性，则需进行F8基因所有外显子及5′和3′非翻译区序列PCR扩增并直接测序分析。对少数未能发现突变的先证者，需采用多重连接依赖性探针扩增（multiplex ligation-dependent probe amplification，MLPA）技术或AccuCopy技术检测F8基因的拷贝数变异（copy number variations，CNVs），以及检测大缺失、插入或重复突变。通过上述检测，约97%血友病患者可以得到明确的基因诊断。若上述检测结果未发现F8基因的致病突变，则要进一步明确血友病A的临床诊断，排除FⅧ和FⅤ联合缺陷症及vWD 2N型。在此基础上，分析是否有F8基因的重组或F8基因深部内含子突变。对于复杂的涉及F8基因或F8基因外序列的重组，可以采用比较基因组杂交（comparative genomic hybridization，CGH）及MLPA的方法进行分析，同时结合LD-PCR及反向PCR（I-PCR）寻找断裂点分析重组方式。经典的剪接位点突变可以通过直接测序的方法检测，发生在深部内含子的突变可以通过折叠分段的F8基因cDNA分析，对异常剪接相应的内含子处进行深度测序检测可能影响剪接的内含子部位突变。通过这种通用的基因诊断流程，可以使基因诊断率由常规方法的85%提升至近100%。部分F8基因缺陷的检测技术如下。

1. MLPA技术检测CNVs　MLPA最大的特色在于其针对靶序列设计一对探针，一条化学合成的短探针和一条由M13噬菌体制备的长探针，扩增仅针对完成连接的探针而非样本靶序列。其反应可分为3步：①两条特异性探针分别与靶序列结合；②两条探针相互连接形成一条单链；③单链结合PCR引物开始循环扩增。只有当特异性探针与靶序列完全互补时，两条探针才能被连接酶连接进而形成单链扩增，而每一对探针的扩增产物的长度都不同，借助毛细管电泳可对扩增产物进行分离鉴别，确保了该方法极高的特异性。其正常参考范围为：2.0 ± 0.2（常染色体基因）；1.0 ± 0.2（性染色体，男性），2.0 ± 0.2（性染色体，女性）。

2. AccuCopy技术检测CNVs　AccuCopy技术是一种基于竞争性荧光PCR技术的新型检测方法。其扩增模板除待测靶序列外，还包括额外加入的合成片段，即竞争DNA片段，该片段与相应的待测序列极其相似，仅有极微小的差别，通常为几个碱基长度上的差异。这一方法的基本原理为将一定量的竞争DNA片段与合适量的样本DNA混合，作为随后多重荧光竞争性PCR扩增的模板，同时选择数种已知二倍体模板及其类似合成片段作为参考物（管家基因，分布在不同的染色体上）；扩增后的多重PCR产物经毛细管电泳后对不同基因位点扩增产物以及同一位点的不同模板（样本DNA与竞争DNA）扩增产物根据其长度差异进行分离；通过对荧光峰面积进行分析，将样本DNA荧光峰（S）与竞争DNA荧光峰（C）相比较，获得S/C值后同标准二倍体参考物的S/C值进行校正后获取目标基因的准确拷贝数。

3. 甲基化检测分析X染色体非随机灭活　其检测原理为采用甲基化酶首先对待检的DNA进行酶切，然后对该片段进行PCR扩增，只有未甲基化的片段才能被扩增出来，对此进行分析。采用甲基化检测，上海瑞金医院发现3例女性血友病A的一条染色体分别携带22号或1号内含子倒位（inv22，inv1），另一条染色体发生非随机灭活，该方法已成为女性血友病患者首选的基因诊断试验。

综合上述内容，现将血友病A直接基因诊断策略流程汇总如下（图2-2）。

（二）间接基因诊断

对于血友病A患者，可发掘F8基因内外序列具有高信息量的多态性位点进行PCR扩增，然后通过遗传连锁分析，判断携带致病基因的染色体有无遗传给被检者。由于这些多态性位点的信息量在各人群中存在差异性，如欧美地区有高诊断信息量的常用位点（ATR、CA12、CA22、BclⅠ）等在我国人群的信息量仅为27%，因此需要开发适合中国人的位点组合，图2-3所列STR位点具有重组率低、在中国人中信息量大的特点。

（三）血友病的基因诊断策略

通过综合应用上述直接诊断和间接诊断的方法，可使得绝大部分血友病家系成员得到明确的基因诊断，但仍有极少部分患者未能找到致病基因位点，可以进一步应用二代测序（next generation sequencing，NGS）技术弥补常规基因检测方法的不足。同时还要结合家族史进行分析，对于散发家系需要注意体细胞嵌合、生殖细胞嵌合等问题，必须制订严谨的基因诊断策略才能为患者提供正确的基因诊断以及相关的遗传咨询。

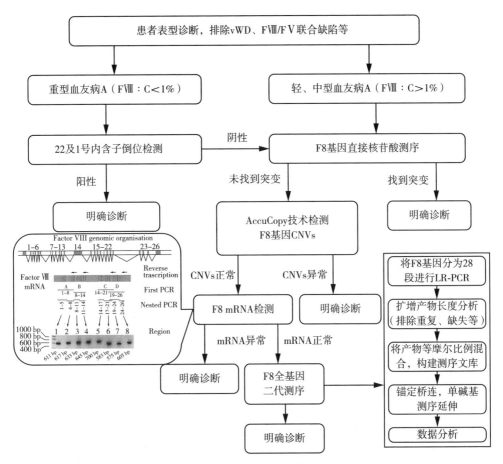

图 2-2 血友病 A 直接基因诊断策略

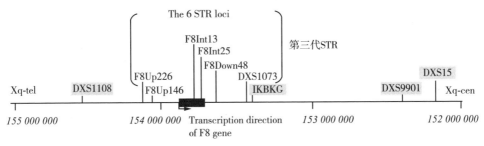

A

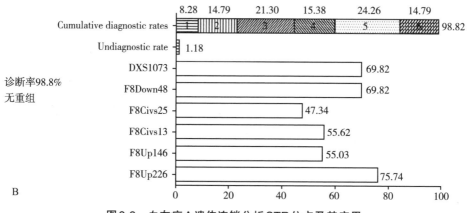

图2-3 血友病A遗传连锁分析STR位点及其应用

>>>推荐:

1. 对血友病进行诊断和治疗效果监测必须在专业的出凝血实验室进行，相关工作人员经过专业化的培训，所用仪器、试剂等均需经过验证；建立室内质控体系，参加室间质评项目（省市级/国家级），确保检测结果的准确可靠。

2. 严格设定不合格样本拒收标准，避免分析前因素对检测结果的影响。

3. APTT结果在正常范围不能排除血友病，避免轻型血友病的漏诊；APTT延长时可用纠正试验进行鉴别诊断，纠正试验即刻结果正常不能排除FⅧ抑制物，需结合37℃孵育2小时后的APTT纠正试验的结果综合分析。

4. 对于疑似血友病A的患者，FⅧ：C一期法结果正常时可选用发色底物法进行FⅧ：C测定，以明确诊断；一期法对FⅧ：C（低值）进行检测时，需将待测样本进行至少两点稀释检测，以排除干扰物质的影响；对于替代治疗所用的不同药物制剂需要使用经过验证的凝血因子活性检测方法。

5. 血友病A需与vWD进行鉴别诊断。

6. 基因检测按照常规流程进行可对绝大部分血友病家系进行诊断，极少部分未能诊断的家系需要采用特殊的分子学手段。

（戴 菁 陈振萍 房云海 李 强 王玉华 王学锋）

参 考 文 献

［1］ Kitchen S，McCraw A，Echenagucia M. Diagnosis of Hemophilia and Other Bleeding Disorders：A Laboratory Manual，2nd ed［M］. Montreal，Canada：World Federation of Hemophilia，2010.

［2］ Venema CL，Schutgens REG，Fischer K. Pathophysiological mechanisms of endogenous FVIII release following strenuous exercise in non-severe haemophilia：a review［J］. Thromb Haemost，2017，117（12）：2237−2242.

［3］ Srivastava A，Santagostino E，Dougall A，et al. WFH Guidelines for the Management of Hemophilia，3rd edition［J］. Haemophilia，2020，26（S6）：1−158.

［4］ Landgrebe LE，Mose LS，Palarasah Y，et al. The effects of sampling from a peripheral venous catheter compared to repeated venupunctures on markers of coagulation，inflammation，and endothelial function［J］. Scand J Clin Lab Invest，2019，79（8）：584−589.

［5］ Jennings I，Kitchen DP，Kitchen S，et al. Investigation of a prolonged APTT：different approaches taken by laboratories to achieve the same diagnosis［J］. Int J Lab Hematol，2013，35（2）：177−182.

［6］ Kitchen S，Blakemore J，Friedman KD，et al. A computer-based model to assess costs associated with the use of factor Ⅷ and factor Ⅸ one-stage and chromogenic activity assays［J］. J Thromb Haemost，2016，14（4）：757−764.

［7］ Horn C，Negrier C，Kalina U，et al. Performance of a recombinant fusion protein linking coagulation factor Ⅸ with recombinant albumin in one-stage clotting assays［J］. J Thromb Haemost，2019，17（1）：138−148.

［8］ Kihlberg K，Strandberg K，Rosen S，et al. Discrepancies between the one-stage clotting assay and the chromogenic assay in haemophilia B［J］. Haemophilia，2017，23（4）：620−627.

［9］ Gray E，Kitchen S，Bowyer A，et al. Laboratory measurement of factor replacement therapies in the treatment of congenital haemophilia：a United Kingdom Haemophilia Centre Doctors' Organisation guideline［J］. Haemophilia，2020，26（1）：6−16.

［10］ Jenkins PV，Bowyer A，Burgess C，et al. Laboratory coagulation tests and emicizumab treatment：a United Kingdom Haemophilia Centre Doctors' Organisation guideline［J］. Haemophilia，2020，26（1）：151−155.

第三章

遗 传 咨 询

血友病的遗传咨询内容包括帮助患者及家属理解罹患血友病的遗传因素，使其正确面对该病对健康、心理及家庭造成的影响；同时，还应为咨询者介绍相关医疗救助渠道，介绍科学研究现状与疾病自助团队的信息，并为舒缓与适应血友病带来的情感、家庭及社会等压力提供持续的心理支持。

第一节　遗传方式和咨询要点

血友病是X连锁隐性遗传病，遗传方式有以下特点：①男性患者的致病基因由携带者母亲传递而来，若母亲不是携带者，则致病基因可能源于新发突变，也可能为母亲的生殖腺嵌合；②致病基因携带者母亲生育时，其儿子有1/2的风险患病，女儿有1/2的概率是携带者；③由于交叉遗传，男性患者的兄弟、外祖父、舅父、姨表兄弟、外甥、外孙等也可能是患者；④若出现女性患者，有几种可能，即本人X染色体发生非随机失活、父亲是患者同时母亲是携带者、X染色体丢失或重排导致女性半合子。研究显示在血友病A中约60%的患者有遗传家族史，约40%的患者为新发突变。而在血友病B中，约30%为散发病例，无明显家族遗传史。

在对血友病患者、肯定和可能致病基因携带者家族成员的综合关怀中，遗传咨询是非常必要且复杂的组成部分。针对血友病的遗传咨询要点，包括梳理血友病家族病史、绘制家族系谱、提供基因检测，针对性评估血友病遗传风险，根据检测结果整合遗传信息，指导优生等。为确保遗传咨询的准确性，所有接受遗传咨询的咨询者应向遗传咨询师或临床医师提供完整的血友病患者资料及家系信息。遗传咨询应个性化，应考虑社会、文化、宗教、认知水平及家族状况等可能影响其选择和决定的因素。遗传咨询过程中应遵循知情同意与非指令性原则、信任与保护隐私原则、平等与信息公开原则及咨询者教育与持续支持原则等。针对肯定及可能的致病基因携带者，尤其要从潜在的出血和遗传风险、就医依从性、心理疏导、家庭环境及生育风险等多方面进行咨询。

血友病家族中肯定致病基因携带者包括：①血友病患者的亲生女儿；②血友病患者的母亲同时存在以下情况，即家族中有一名以上血友病患者（如患者的兄弟、外祖父、舅父、外甥或姨表兄弟）或家族中有已知的血友病携带者（患者的母亲、姐妹、外祖母、姨母、外甥女或姨表姐妹）；③两个或两个以上血友病患者的母亲。可能的致病基因携带者包括：①致病基因携带者的姐妹、母亲、外祖母、姨母、外甥女或姨表姐妹；②无血友病家族史的血友病患者的亲生母亲。

因此，血友病家族基因诊断主要适用人群有：①血友病患者；②所有肯定携带者需识别出致病基因，为产前诊断做准备；③可能致病基因携带的女性需确认是否为携带者；④无家族史但有血友病症状（FⅧ或FⅨ活性水平低）的女性；⑤血友病患者预测产生抑制物及免疫耐受的风险。

在血友病患者、肯定致病基因携带者了解血友病的特点、遗传方式、风险评估及基因检测方法后，咨询师应为他们提供适时有效的医学支持，指导其进行基因诊断。确诊为肯定致病基因携带者的女性在生育选择时可利用产前诊断技术（prenatal diagnosis）和植入前遗传学诊断（preimplantation genetic diagnosis，PGD）技术，以预防、避免血友病患儿的出生。

第二节 基因缺陷

30%～45%的重型血友病A患者为F8大片段的DNA倒位（即内含子22倒位，inv22），约2%重型血友病A患者源于F8的1号内含子倒位（即1倒位，inv1）。其他重型、中型或轻型的血友病患者A（22倒位及1倒位阴性者）通常是F8以及血友病B患者中F9基因存在着单核苷酸替换，小片段的插入，重复或缺失，或者大片段拷贝数变异（CNV）引起（较少见）。研究表明，在所有风险因素中，F8和F9的致病变异是导致抑制物发生的最危险因素。其中无效变异体，即可导致蛋白质功能丧失的变异（如大片段缺失、重复、插入、倒位、无义突变和剪切突变）与抑制物产生的关联性更强。此外，研究显示免疫耐受诱导（immune tolerance induction，ITI）疗法对不同变异的反应强度也有不同。临床治疗与基因变异的关联性研究越来越受到重视，是未来研究的热点之一。

血友病基因诊断应首先在先证者或肯定致病基因携带者中识别引起疾病的基

因变异，随后针对此变异对家系中其他女性成员进行筛查，以确定或排除其携带者状态。血友病基因诊断可分为直接基因诊断和间接基因诊断。直接基因诊断通过检测F8或F9基因，直接找到致病基因突变，不仅可以揭示血友病的致病机制，还能进行携带者检测和产前诊断。需要注意的是，现有的技术条件仍无法对所有血友病致病基因做出鉴定。目前可使用的是针对F8基因组所有编码和调控区域而非深层的内含子序列的检测技术手段。统计结果显示，约0.6%的重型和2.9%的中型或轻型血友病A与约1.1%的中型或轻型血友病B找不到致病突变。在直接基因诊断无法确定致病变异的时候，采用间接基因检测方法通常可以得到相关信息。间接基因诊断是根据F8、F9分子内外的高信息量多态位点，进行遗传连锁分析来确定与致病基因紧密连锁的X染色体是否传递给相关个体。但间接基因诊断存在以下一些限制：①家系中先证者已经去世，不能提供致病基因的位点信息，无法进行连锁分析；②所选择的多态位点在相关女性中表现为纯合子时，不能为连锁分析提供有效的遗传信息；③先证者位于家系的底端，为新发突变，且无家族史，不能进行连锁分析；④选择的多态位点可能发生基因重组，导致误诊。故推荐同时进行直接基因诊断与间接基因诊断，二者的结果应该进行互相印证。但出现矛盾时，应主动查找原因，以发现问题所在，及时纠正。F8基因及F9基因的基因诊断技术详见第二章。

若未能检测到先证者和肯定致病基因携带者的致病基因变异，仍可对潜在携带者进行遗传评估。应明确告知咨询者，虽然现有技术未能检测出遗传变异，但并不能排除其为携带者的可能性。

此外，由于各种条件的限制，血友病的基因诊断结果不可能100%正确。应该告知咨询者各种导致结果错误的可能性以及目前尚无法确定的导致诊断错误的原因。签署知情同意书，医患共同承担这种风险。鉴于血友病基因诊断的复杂性，尤其间接基因诊断和新发突变家系的报告，遗传咨询医师与基因诊断实验室专家应共同讨论后，再给咨询者最终的咨询建议。

第三节 产前诊断咨询

血友病产前诊断的基因检测过程与上述的基因检测过程基本相同。介入性产前诊断取材方法包括妊娠早期B超引导下绒毛穿刺取样术（chorion villus sampling，CVS）、妊娠中期羊膜腔穿刺术（amniocentesis）、妊娠中晚期脐带血穿刺取样术（percutaneous umbilical cord blood sampling，PUBS）等。当前，CVS是血友病产前诊断的主要方法，一般在妊娠的第11～13^{+6}周进行。妊娠中后期（孕16周后）则可以选择羊膜腔穿刺术，以羊水中胎儿脱落细胞作为产前诊断中的胎儿DNA来源。二者的流产风险均约为1%，其他并发症包括胎儿损伤、出血、绒毛膜羊膜炎、羊水泄漏等均很少见。胎儿标本在做产前基因诊断前，应排除母源性污染的可能。

PUBS一般适用于无法通过直接和间接基因诊断检测到致病基因突变者，或间接基因诊断显示为血友病女性携带者，应用连锁分析行产前诊断时的辅助验证方法。通过检测脐带血的因子活性水平的高低，辅助判断胎儿是否为血友病患儿。鉴于胎儿期凝血因子活性随妊娠周数不同而有波动，在应用此法行产前诊断时，不同实验室应建立本实验室不同孕周脐血凝血因子活性的正常参考范围；此外，穿刺过程中若标本被羊水成分污染，可以使受检样本的APTT缩短，导致凝血因子升高的假性结果，分析时应该注意。PUBS的流产风险为1%～2%，并发症有胎儿心动过缓、脐带穿刺点出血、脐带血肿、胎儿损伤、出血、绒毛膜羊膜炎等。

血友病介入性产前诊断通常仅针对基因诊断提示有明确致病基因的肯定携带者孕妇，术前应对孕妇行凝血功能及凝血因子活性检测，凝血因子活性低于50%的孕妇应予预防性止血治疗。应就产前诊断手术的相关风险与孕妇及家属进行沟通与交流，在取得理解并签署知情同意书的基础上实施。

30%～50%的血友病患者出生在无家族史的家庭中，即散发病例。散发病例可能是由于：①基因突变在携带者身上隐藏数代；②母体存在生殖细胞嵌合；③血友病患者存在新发突变嵌合。遗传嵌合体是指在同一个体中存在两个或两个以上具有不同基因型的细胞群体。最近研究表明，母亲或儿子为突变嵌合体在散发家系中的比例相对较高。

血友病患者若为自发突变，其母亲不是携带者，则患者的兄弟姐妹不可能携带血友病致病基因突变；若变异发生在男性患者的早期体细胞中，而不涉及生殖细胞，则仅导致该男性自身产生血友病症状，不影响其后代。反之，若母亲是新发突变携带者，则有两种情况：①基因突变可能发生在非血友病患者的外祖父配子中（生殖细胞嵌合），传递给母亲，患者遗传自母亲；②母亲的生殖细胞发生突变，导致一定数量的卵母细胞携带突变（即生殖细胞嵌合）。证实上述情况所需的分子研究相对复杂，且结果可能错误。也就是说，非致病基因携带者的母亲可能存在生育第二个受累患儿的风险，但目前仍无法对该风险进行准确评估。散发病例家系中还有一种情况需要引起注意，即轻型血友病患者可能是体细胞和生殖细胞嵌合导致，若患者的女儿为携带者，其外孙患病时临床症状可能更严重。因此对散发家系的产前诊断及遗传咨询需十分谨慎。在实际临床遗传咨询的操作中，每位有血友病患者生育史的母亲都应按照肯定携带者的身份来对待，告知其再生育血友病患者的风险，在充分咨询、权衡介入性产前诊断手术风险与生育风险及知情同意的前提下，由其自由选择是否行产前诊断。

在遗传方式不确定的血友病A先证者中，或者在低凝血因子活性水平的女性先证者中，还应注意排除其他可能的疾病类型，包括：①若表型中仅FⅧ：C水平低，则有可能是2N型VWD；②影响LMAN1或MCFD2基因的致病变异引起的FⅤ和FⅧ合并缺乏；③其他型的VWD。

近年来，血友病无创性产前诊断（noninvasive prenatal diagnosis，NIPD）的研究受到广泛关注并取得显著进展。但NIPD结果可受到胎盘嵌合体、双胎之一消失及母体肿瘤等因素影响而导致假阳性，且阳性结果时无法区分异卵双胎中的血友病患儿，这些局限性限制了其在临床上的应用。对于不接受终止妊娠作为产前诊断选择或存在不孕不育症的血友病携带者夫妇，PGD是最佳选择。但是由于使用了体外受精等技术，PGD的流程更复杂，在技术上也更具挑战性。

第四节　致病基因携带者的妇科及产科咨询

女性血友病致病基因携带者的凝血因子活性水平差异极大，从非常低的水平到正常值的上限范围均有可能。约30%的致病基因携带者凝血因子活性小于40%，凝血因子活性偏低的携带者可出现凝血功能障碍，类似轻型血友病的出血，也可能发生关节积血甚至更严重的出血表现。此外，即使凝血因子活性水平接近正常，女性致病基因携带者也可能具有类似于轻型血友病的出血症状。除携带致病基因，携带者凝血因子活性降低的原因还包括X染色体失活、ABO血型系统影响等。在手术、创伤和分娩期间可能需要进行止血治疗。因此，肯定或可能的致病基因携带者应尽早检查凝血因子活性水平，尤其在侵入性手术之前或发生出血症状时。必须告知相关女性成员，正常的凝血因子活性水平并不能作为排除携带者的标准，携带者的确诊有赖于基因诊断。关于携带者何时进行基因检测确诊的问题，需与本人或家属进行沟通及交流，将年龄和社会心理问题等因素纳入考虑范围。

女性致病基因携带者最常见的出血症状包括月经过多、痛经（月经出血时疼痛）、产后出血、围绝经期出血，单独、外伤后或医疗干预后异常出血（如拔牙或手术后）。此类女性患者应在初潮前制订相关的治疗计划，以防止月经失血过多，针对月经过多的止血疗法包括氨甲环酸、糖皮质激素治疗和凝血因子替代治疗等。

妊娠期间，血友病A致病基因携带者的FⅧ活性水平可能会显著升高，达到分娩时安全止血的水平。然而，在血友病B携带者中，FⅨ活性水平却达不到相同程度。即使妊娠晚期凝血因子水平高于50%，携带者在分娩时仍可能会出现异常出血。因此，充分了解携带者的出血史、家族相关成员出血史、妊娠期出血史及妊娠前出血史等情况，对其出血评估至关重要。血友病携带者孕妇的妊娠期护理及管理应包括血友病治疗中心专业医师和产科医师之间的合作，血友病致病基因携带者孕妇应在有血友病治疗经验的医院进行分娩，针对这些孕妇的分娩计划，应有多学科之间的充分沟通，并在获得孕妇及家属的知情同意后，清晰记录在病历档案中。

妊娠第32～34周应检查携带者的因子活性水平，为选择合适的分娩方式及评估是否需要预防性治疗提供参考。维持妊娠期和分娩时的凝血因子水平在50%以上，且在顺产后至少保持3天，剖宫产后5天，必要时应给予凝血因子替代治疗。硬膜外导管的插入和拔出以及脊髓麻醉等操作均应在凝血因子活性水平大于50%的基础上实施。必要时氨甲环酸与凝血因子替代疗法联合使用，凝血因子活性水平处于正常范围者则可单独使用。

若无其他产科指征，致病基因携带孕妇的非血友病患者可经阴道分娩胎儿；若有剖宫产术指征，则应择期进行手术，避免发生紧急剖宫产的情况。对于重型血友病患者，有建议剖宫产术结束分娩，以防止新生儿颅内出血的发生。确诊为血友病患儿的胎儿，无论选择顺产或剖宫产，分娩时均要注意避免损伤，减少出血并发症的风险。顺产时应避免使用产钳助产、抬头吸引术，以及胎儿头皮采血、胎儿头皮电极等操作。男婴出生后建议行脐带血采样进一步行基因诊断及凝血因子活性检测。

致病基因携带者FⅧ和vWF水平在分娩后迅速下降，通常在7～10天或更早时间内恢复到妊娠前水平，与继发性产后出血相关。因此，产后监测和维持凝血因子水平非常重要。一旦发生产后出血，凝血因子替代疗法、抗纤溶药（氨甲环酸）和糖皮质激素治疗是一线方法。有产后出血高风险因素的产妇，术后可立即开始预防性糖皮质激素治疗并持续1个月。有晚期产后出血风险的携带者出院前应检查血红蛋白水平，产后出血可延迟至产后35天，出院时必须告知产妇该风险，嘱产后2周复诊，并随访监测出血情况至产后1～2个月。

第五节　患者及家属的心理咨询

血友病患者及其家庭成员可能经历一些健康或血友病相关状况的管理问题，如出血、残疾、相关并发症、由于生活方式和年龄增长等问题引起的心理社会问题等。携带者可能会经历多种情绪和心理问题，包括与生育选择或与结果相关的内疚、悲伤和自责等，这些心理问题也可能出现世代相传的情况，在身为携带者的外祖母或患者的外祖父身上也有所体现。这些问题的管理很复杂，血友病综合关怀要求对患者、致病基因携带者及家属进行定期心理评估和相应咨询，必要时需要心理专业人员的支持，以解决其在遗传咨询过程中或在不同的生命阶段可能出现的心理和情绪问题。

心理专业人员与遗传咨询医师的合作可以加强对患者及致病基因携带者的全面管理，针对不同生活阶段的不同影响，血友病患者及致病基因携带者一生中可能需要不止一次的遗传和/或心理咨询。血友病治疗中心和保健机构（特别是遗传咨询师和临床遗传学家）要对此引起足够重视。

>>>推荐：

1. 遗传咨询的准确性应该基于患者明确表型诊断及疾病家族史。
2. 按X连锁隐性遗传方式进行遗传咨询。
3. 对血友病家族中相关女性成员进行风险评估。
4. 血友病基因诊断有局限性，若未能检测到致病基因变异，应明确告知：

虽然以现有技术未能检测出遗传变异，但并不能排除其为携带者的可能性。

5. 基因诊断未能识别出变异的"高风险"女性亲属，尤其是有血友病患儿生育史的女性，应考虑存在生殖细胞嵌合的可能性，并应在遗传咨询中加以分析说明。

6. 血友病携带者妊娠后，应在有血友病专科的医院产检及分娩，以保证妊娠期和分娩期间可及时处理并发症，保证母胎安全。

7. 血友病携带者分娩时应避免器械助产及有创性胎儿/新生儿检查。

（李莉艳　王学锋）

参 考 文 献

［1］Hallden C，Knobe KE，Sjorin E，et al. Investigation of disease-associated factors in hae-mophilia A patients without detectable mutations［J］. Haemophilia，2012，18（3）：e132-e137.

［2］Hudecova I，Jiang P，Davies J，et al. Noninvasive detection of F8 int22h-related inversions and sequence variants in maternal plasma of hemophilia carriers［J］. Blood，2017，130（3）：340-347.

［3］Al-Allaf FA，Abduljaleel Z，Bogari NM，et al. Identification of six novel factor Ⅷ gene variants using next generation sequencing and molecular dynamics simulation［J］. Acta Biochim Pol，2019，66（1）：23-31.

［4］Konkle BA，Johnsen JM，Wheeler M，et al. Genotypes，phenotypes and whole genome sequence：Approaches from the My Life Our Future haemophilia project［J］. Haemophilia，2018，24（S6）：87-94.

［5］Srivastava A，Santagostino E，Dougall A，et al. WFH Guidelines for the Management of Hemophilia，3rd edition［J］. Haemophilia，2020，26（S6）：1-158.

［6］Radic CP，Rossetti LC，Abelleyro MM，et al. Phenotype-genotype correlations in hemo-philia A carriers are consistent with the binary role of the phase between F8 and X-chromosome inactivation［J］. J Thromb Haemost，2015，13（4）：530-539.

［7］Davies J，Kadir RA. Mode of delivery and cranial bleeding in newborns with haemophilia：a systematic review and meta-analysis of the literature［J］. Haemophilia，2016，22（1）：32-38.

［8］Chalmers E，Williams M，Brennand J，et al. Guideline on the management of haemophilia in the fetus and neonate［J］. Br J Haematol，2011，154（2）：208-215.

第四章

止 血 药 物

血友病患者的治疗药物包括替代治疗药物和非替代治疗药物。近年来血友病治疗药物的发展日新月异，彻底改变了以往的血友病治疗模式和治疗方法。本章主要基于《血友病治疗中国指南（2020年版）》和《WFH血友病诊疗指南（第三版）》推荐的药物适应证、注意事项等，结合药物的理化特征、产品特点、药物代谢动力学（pharmacokinetics，PK）指标、用量用法，拟定血友病治疗药物应用建议。

第一节　替代治疗药物

血友病替代治疗药物的选择原则为血友病A首选基因重组凝血因子Ⅷ（FⅧ）或病毒灭活的血浆源性FⅧ浓缩物，无上述条件时可选用冷沉淀或新鲜冰冻血浆（fresh frozen plasma，FFP）等；血友病B首选基因重组凝血因子Ⅸ（FⅨ）、病毒灭活的血浆源性FⅨ浓缩物或凝血酶原复合物（prothrombin complex concentrate，PCC），无上述条件时可选用FFP等。

一、血浆制品

FFP、冷沉淀和冷沉淀上清通常不经病毒灭活，反复输注会增加感染血源性传播病毒的风险。但在世界上一些地区，FFP和冷沉淀是唯一可用或负担得起的治疗选择，仍在使用。

（一）FFP

FFP包含血浆中所有凝血因子（1ml FFP含有1IU的凝血因子活性），可用于各种凝血因子缺乏症的替代治疗。国内缺乏WFH推荐的病毒灭活的FFP。FFP在病毒灭活处理中会损失部分凝血因子活性，经S/D处理会使大分子vWF多聚体组分明显减少，故若有病毒灭活的FFP，行替代治疗时需相应增加剂量。

>>>**推荐：**

　　1. 血友病A或血友病B的患者仅在无条件使用重组凝血因子或病毒灭活的血浆源性凝血因子浓缩物时选用FFP。

　　2. FFP的单次剂量一般为10～15ml/kg，不宜超过20ml/kg，故单独使用FFP很难使FⅧ水平超过30%，FⅨ水平很难超过25%。

（二）冷沉淀和冷沉淀上清

　　冰冻血浆在1～6℃缓慢融化中沉淀下来的高分子蛋白浓缩物即为冷沉淀，上清液称为冷沉淀上清。冷沉淀富含FⅧ、vWF、纤维蛋白原和FⅫ，但不含FⅨ和FⅪ，而冷沉淀上清含有冷沉淀以外的因子Ⅶ、Ⅸ、Ⅹ和Ⅺ等。

>>>**推荐：**

　　1. 血友病患者仅在无条件使用重组凝血因子或病毒灭活的血浆源性凝血因子浓缩物时选用冷沉淀（血友病A）或冷沉淀上清（血友病B）。

　　2. 由1IU FFP（200～250ml）制成的冷沉淀含约80IU的FⅧ，体积为30～40ml，根据需要提升的FⅧ水平和参照血浆输注限定剂量，计算单次输注剂量。

二、凝血因子制品

　　新一代基因重组凝血因子在生产过程中已不添加外源性血浆及其制品，所以不存在病毒等病原体传播的风险，而血浆源性凝血因子浓缩物因采用S/D处理和干热灭活等工艺和加强对供血者的管控，输注相关的病毒传播风险也已降至最低。因此，无论是重组凝血因子产品还是血浆源性凝血因子浓缩物，只要是经严格审批上市者均可作为血友病患者替代治疗的同等选择。

（一）FⅧ制品

　　在没有抑制物的情况下，每千克体重静脉输注1.0IU标准半衰期（standard half-life，SHL）的重组FⅧ或血浆源性FⅧ浓缩物能使血浆FⅧ水平升高约2.0%，可据此粗算输注剂量。这种输注后的升高幅度又称回收率，取决于几个独立因素，其中最重要的是体重指数（body mass index，BMI），在高BMI的患者中回收率较高，而在低BMI的患者中回收率较低。通常情况下，SHL FⅧ制品的半衰期在成人为8～12小时，在儿童中则较短，但随年龄增长而延长。

>>>推荐：

1. FⅧ制品剂量的计算方法为：所需FⅧ制品（IU）=患者体重（kg）×所需提升的FⅧ水平（%）×0.5［示例：体重50kg的血友病A患者，需提升血浆凝血因子Ⅷ活性水平40%，所需的FⅧ制品的剂量为50kg（体重）×40（%）（所需提升的水平）×0.5=1000IU］。

2. FⅧ制品一般应按照产品说明书限定的滴速静脉输注。当需要在一段时间内使FⅧ水平恒定于所需水平时（如围术期、低反应抑制物患者严重出血），可尝试持续输注FⅧ制品。

3. FⅧ制品输注后15～30分钟内取血检测FⅧ峰浓度，核实与预期FⅧ活性水平的符合度。对于接受手术或严重出血需要反复输注FⅧ的患者，至少通过监测FⅧ谷浓度计算后续给药剂量。若有条件，则应依据PK参数确定后续给药剂量和间隔。

4. FⅧ制品的PK研究一般需要在32～48小时内采集10～11次血液样本（长效FⅧ制品需要采集96小时或更长时间的样本）进行PK分析。有条件时也可根据群体PK模型取得有用的PK参数。

（二）FⅨ制品

血友病B患者的替代治疗尽可能使用重组FⅨ产品或血浆源性FⅨ浓缩物，因为与PCC相比，它降低了血栓形成和弥散性血管内凝血的风险，尤其是在手术、合并肝病、长时间大剂量治疗、既往血栓史或存在血栓形成风险、同时使用其他有血栓形成风险的药物（如抗纤溶药物）等情况下。

PCC含有FⅨ，在没有纯化的FⅨ制品的地区，仍用于血友病B患者的替代治疗，但由于PCC中还含有血友病B患者自身不缺乏的FⅡ、FⅦ和FⅩ，加之这些凝血因子在生产过程中可能会被活化，患者的血栓风险增加。即使目前使用的

PCC因含有凝血抑制剂，如肝素、抗凝血酶、蛋白C、蛋白S和蛋白Z，比老一代的PCC产品更安全，但在大剂量使用（如围术期）的情况下，FⅡ、FⅦ和FⅩ会在血浆中积聚，仍可增加血栓并发症的风险。

在没有抑制物的情况下，每千克体重静脉输注1.0IU重组FⅨ或血浆源性FⅨ浓缩物可提升血浆FⅨ水平约1.0%。但重组FⅨ的回收率低于血浆源性FⅨ浓缩物，因此，成人每千克体重输入1.0IU重组FⅨ仅提高FⅨ活性约0.8%，而15岁以下儿童仅提高0.7%。SHL FⅨ的血浆半衰期为18～24小时。

重组FⅨ和血浆源性FⅨ浓缩物都可能发生过敏反应（占病例的2%～4%），甚至出现过敏性休克。过敏反应通常与FⅨ抑制物有关。

>>> 推荐：

1. 血友病B患者按需和预防治疗推荐首选纯FⅨ制品，而不是PCC。

2. FⅨ制品的剂量计算方法为：所需FⅨ制品的剂量（IU）＝患者体重（kg）×所需提升的FⅨ水平（%）。若拟输注重组FⅨ产品，所得剂量成人患者÷0.8，儿童患者÷0.7，部分未经修饰的重组FⅨ产品可能应参考产品说明书上标注的增量回收率对输注剂量进行校正［示例：50kg体重患者拟提升FⅨ水平40%，如使用血浆源性FⅨ浓缩物，输注剂量为50kg（体重）×40（%）＝2000IU。若输注重组FⅨ，成人患者剂量为2000IU÷0.8＝2500IU；儿童患者剂量为2000IU÷0.7＝2857IU］。

3. FⅨ制品一般应按照产品说明书限定的滴速静脉输注。纯FⅨ制品也可以与FⅧ一样连续输注（见FⅧ制品中的推荐）。

4. FⅨ制品输注后15～30分钟内取血检测FⅨ峰浓度，核实与预期FⅨ活性水平的符合度。对于接受手术或严重出血需要反复输注FⅨ的患者，需要监测FⅨ水平（包括FⅨ谷浓度）或行PK研究，有助于计算后续使用剂量。

5. FⅨ制品的PK研究一般需要在72小时内采集8次血液样本（长效FⅨ还需额外采集样本至2周）进行PK分析，获取血浆半衰期等PK参数。在临床实践中，可以采用群体PK模型，减少取样次数，也能获取PK参数。

6. PCC的剂量计算：因PCC制品标注的活性单位数以所含FⅨ活性计量，故PCC所需剂量可参照上述FⅨ制品的公式计算，但单次剂量不宜超过100IU/kg，单日累积剂量不宜超过150IU/kg。若使用大剂量PCC维持FIX水平在正常范围，需同时行血栓监测或血栓预防。

7. FIX制品在输注过程中要注意观察过敏反应，并做好相关急救准备，尤其是初次输注时。

（三）长半衰期凝血因子制品

长半衰期（extended half-life，EHL）FⅧ制品的半衰期应为SHL FⅧ制品的1.4倍以上，而EHL FIX制品的半衰期应为SHL FIX制品的3倍以上。EHL凝血因子是通过蛋白融合或聚乙二醇化等技术，延长凝血因子在体内的代谢，使半衰期延长。蛋白融合包括Fc融合和白蛋白融合，Fc融合是将凝血因子与新生Fc受体融合，避免被胞吞的蛋白在细胞内快速降解，达到延长半衰期的目的。聚乙二醇化可减少凝血因子与受体的相互作用，减缓被清除。临床上可从安全性等方面考虑，选择基于不同机制的EHL凝血因子制品。

目前所有已注册上市的EHL凝血因子制品在预防和治疗儿童、青少年和成人的出血以及用于各种小型和大型手术，均有很好的止血效果，抑制物的产生与SHL凝血因子制品相比无显著差异。

>>>推荐：

1. 血友病患者从SHL凝血因子过渡到EHL凝血因子时大多需要减少给药频次，EHL FⅧ可每周给药2次或每3日给药1次，EHL FIX可每7～14日给药1次。

2. EHL凝血因子制品可能会延长谷浓度的出现时间和维持较高的谷浓度水平，但给药剂量和间隔时间存在显著的个体差异和年龄差异，推荐PK指导下的个体化给药方法。群体PK工具有助于个体化治疗的便捷实施。

（四）重组活化凝血因子Ⅶ（recombinant activated factor Ⅶ，rFⅦa）

凝血因子Ⅶ（FⅦ）是一种单链酶原，其裂解后形成双链的活化凝血因子Ⅶ（FⅦa）。FⅦa的轻链锚定细胞表面的磷脂或组织因子（tissue factor，TF），而重链的蛋白酶区与底物特异性结合，发挥催化作用。在生理情况下，FⅦa与TF结合启动凝血过程，生成的少量凝血酶激活有FⅧ和FIX参与的内源性凝血途径，放大凝血过程，生成足量的凝血酶而完成止血，这是经典的TF依赖的止血途径。血友病患者由于缺乏FⅧ或FⅨ，或因为存在FⅧ或FⅨ的抑制物，无法通过凝血扩增机制形成足量的凝血酶，导致出血。此时，外源性高剂量FⅦa可以与活化血小板表面的磷脂结合，直接激活FX，在血小板表面生成足够的凝血酶，形成稳定的纤维蛋白止血凝块，此过程并不依赖TF、FⅧ和FⅨ，即为非TF依赖的旁路止血途径。大剂量（≥90μg/kg）rFⅦa可同时通过上述两条途径止血，发挥双路止血作用（图4-1）。

在TF高表达的病理情况下，使用rFⅦa有诱发血栓事件或弥散性血管内凝血的潜在风险，血栓事件的发生率为0～5%。

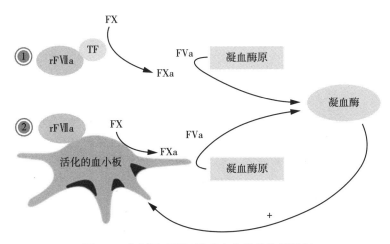

图4-1　大剂量rFⅦa治疗血友病的作用机制

>>>推荐：

1. 伴抑制物的血友病A患者和伴抑制物且对FⅨ制品过敏的血友病B患者，在出血或外科手术时推荐使用rFⅦa作为"旁路途径"药物控制出血，有条件者可用于规律的预防治疗。

2. rFⅦa的推荐剂量为90μg/kg，静脉推注，每2～3小时1次，至出血症状改善后酌情延长使用间隔。也可采用单次冲击剂量270μg/kg，控制出血。

3. 可酌情交替使用rFⅦa与PCC，以减少两种药物的使用频次和剂量，但不推荐二者同时使用。

第二节　非替代治疗药物

非替代治疗药物在血友病的治疗中也发挥重要作用，包括去氨加压素（desmopressin）即1-去氨基8-右旋－精氨酸血管加压素（1-deamino-8-D-argininevasopressin，DDAVP）、抗纤溶药物、非凝血因子替代治疗药物、止血再平衡药物和性激素类药物等。

一、DDAVP

DDAVP是一种人工合成的血管加压素衍生物，通过刺激血管内皮细胞表面V2型血管加压素受体，导致内皮细胞释放贮存的FⅧ和vWF，提升血浆FⅧ和vWF的水平，但不能提升血浆FⅨ水平，故不能用于血友病B的治疗。

>>>推荐：

1. DDAVP适用于大多轻型血友病A和少数中间型血友病A患者的治疗，慎用于幼儿，2岁以下儿童禁用。有血栓形成风险、未控制的高血压和其他心血管疾病的患者应慎用。女性血友病A基因携带者妊娠期不推荐使用，正常分娩时可慎用。

2. 鉴于不同患者对DDAVP反应差别很大，在启动治疗前应先进行试验性治疗，根据用药后FⅧ的增量和所需的治疗时间，决定是否适用。

3. 常采用皮下注射或静脉输注，单次给药剂量0.3μg/kg体重，用药后约60分钟FⅧ水平达到高峰，可提升3～6倍。静脉给药时药物溶于50～100ml生理盐水缓慢滴注，时间不短于20～30分钟。也可鼻腔内给药，但疗效劣于其他途径给药。

4. 儿童每日1次，成人最多每日2次，短期内反复给药因FⅧ释放反应下降，疗效降低，副作用增加，故连续用药一般不超过3日。

5. 治疗过程中需管控副作用，常见的有头痛、面色潮红、乏力、腹部不适和心动过速等，多发生于快速静脉用药，大多轻微和短暂；限制液体入量，防止水潴留、低钠血症；静脉用药时需警惕出现低血压。

二、抗纤溶药物

抗纤溶药物通过竞争性抑制纤溶酶原活化成纤溶酶，促进血凝块稳定，可作为血友病患者出血治疗的辅助用药。

>>>推荐：

1. 抗纤溶药物可单独或联合使用，特别是在控制皮肤黏膜出血（如鼻出血、口腔和胃肠道出血、月经过多），以及用于牙科手术、拔牙时的止血，对预防和控制关节、深部肌肉和内脏的出血效果较差。

2. 抗纤溶药物可与标准剂量的凝血因子制品一起使用，但不能与PCC一起使用，因可增加血栓风险。禁用于血尿患者，因会增加尿路梗阻的风险。对肾功能损害患者，需减量并密切监测。

3. 氨甲环酸可口服（每次25mg/kg，每日3～4次）或静脉给药（每次10mg/kg，静脉滴注，每日2～3次）。也可含服或漱口，控制牙龈出血。拔牙后建议服用7日，防治出血。也可将药片磨碎，清水溶解后用于局部黏膜出血。静脉注射须缓慢，避免发生头晕和低血压。用药中可出现恶心、呕吐或腹泻等，减低剂量症状会消失。氨甲环酸禁止用于胸外科手术，因为它可能导致血肿不溶解并进一步发展。

4. 6-氨基己酸（epsilon aminocaproic acid，EACA）因血浆半衰期短、滴度低、毒性大，已较少使用。EACA可口服（每次100mg/kg，最大剂量为每次2g，每4～6小时1次）或静脉给药（每次100mg/kg，最大剂量为每次4g，每4～6小时1次，每日最大剂量为24g）。常见不良反应是肠胃不适，减低剂量症状会减轻。EACA相关肌病是其罕见不良反应，常见于大剂量给药后数周，停药后可完全缓解。

三、非凝血因子替代治疗药物和止血再平衡药物

血友病非凝血因子类药物主要有非凝血因子替代治疗药物和止血再平衡药物。这些创新药物的问世改变了传统的凝血因子替代治疗模式，可以皮下给药，

克服了静脉给药的局限性；半衰期长，可每周甚至每月给药一次，提高了患者的依从性；避免了凝血因子抑制物形成的风险。虽然临床试验数据表明这些药物具有较高的有效性和安全性，并已有药物获准上市，但有效性和安全性仍有待进一步临床验证。

（一）艾美赛珠单抗

艾美赛珠单抗是一种修饰的人源化IgG4单克隆抗体，为嵌合双特异性抗体，即通过模拟FⅧa的辅因子功能，同时桥接FⅨa和FX，使FX在没有FⅧ的情况下得以活化，重新恢复天然的凝血通路。艾美赛珠单抗发挥活性依赖磷脂酰丝氨酸的暴露，故凝血催化作用仅发生在出血部位。艾美赛珠单抗是目前全球唯一获批上市的血友病A非因子替代治疗产品。

>>>推荐：

1. 艾美赛珠单抗用于伴或不伴抑制物的血友病A患者的规律性预防治疗。

2. 建议最初4周给予负荷剂量，每次3mg/kg，皮下注射，每周1次，随后给予维持剂量，每次1.5mg/kg，每周1次。

3. 常见不良反应包括注射部位反应、发热、头痛、腹泻、关节痛和肌痛。其对无抑制物的血友病A患者关节和免疫源性的长期影响仍有待临床进一步观察。

4. 在使用艾美赛珠单抗预防治疗期间，无抑制物的患者发生突破性出血可使用FⅧ制品控制出血，有抑制物的患者首选使用rFⅦa，初始剂量应≤90μg/kg，重复给药的间隔应大于2小时，尽可能避免使用PCC，若必须使用，参照WFH使用aPCC的相应建议，起始剂量不宜超过50IU/kg，治疗之初24小时内总剂量不宜超过100IU/kg，并进行严密血栓监测。

5. 艾美赛珠单抗因恢复缺失的FⅧa的辅因子活性，会影响基于内源性凝血途径的实验室检查（包括APTT）以及所有以APTT为基础的检测结果（如一步法FⅧ活性测定），而且由于艾美赛珠单抗半衰期长，对上述凝血试验结果的影响可持续至末次用药后6个月。因此，不可依据基于常规的内源性凝血途径的实验室检测方法检测艾美赛珠单抗活性、确定凝血因子替代治疗或抗凝剂的剂量或测定FⅧ抑制物滴度，测定FⅧ活性或抑制物滴度需换用牛凝血蛋白进行。

（二）止血再平衡药物

正常止血系统由促凝成分（如凝血因子）和天然抗凝成分（如抗凝血酶、组织因子途径抑制剂和活化蛋白C）等因素组成，并维持相互之间的平衡。促凝成分缺乏引起出血性疾病，而天然抗凝成分缺乏则会增加血栓形成的风险。血友病一直通过替代缺失的促凝蛋白或使用旁路药物（当有抑制物时）治疗出血。止血再平衡药物主要是通过抑制天然抗凝成分，恢复血友病患者的止血平衡，具有皮下给药、作用持续时间长等优点。目前尚无获准上市的止血再平衡药物。

1. Fitusiran　一种RNA干扰药物，特异性加速降解肝细胞内抗凝血酶mRNA，抑制肝脏抗凝血酶的产生，降低血浆抗凝血酶水平，重建血友病患者的止血平衡。目前该药尚处于临床试验阶段，用于伴或不伴抑制物的血友病A和血友病B患者的预防治疗。治疗期间突破性出血需使用FⅧ/FⅨ替代治疗或旁路药物治疗，但必须使用较低剂量，以降低血栓的风险。

2. 抗组织因子途径抑制物（tissue factor pathway inhibitor，TFPI）抗体　另一种止血再平衡治疗药物，通过与TFPI的K2结构域或K1和K2结构域结合，抑制TFPI活性，恢复FXa和FⅦa的活性，用以帮助伴或不伴抑制物的血友病A和血友病B患者恢复止血。抗TFPI抗体疗效持续时间受制于药物靶点的代谢影响，使用过程中需要严密监测，以降低血栓风险。目前有两项抗TFPI抗体的临床试验正在进行中，另两项临床试验因发生血栓并发症而停止。

四、其他

（一）性激素类药物

女性血友病患者或血友病基因携带者月经过多时氨甲环酸、性激素类药物、DDAVP、凝血因子替代治疗均可发挥止血作用。一线治疗通常推荐氨甲环酸和性激素。选择合适的止血治疗需综合考虑药物副作用、患者年龄、生育需求等因素。性激素干预适用于想保持生育能力但近期无妊娠计划的患者。严重月经过多的患者单独性激素治疗无效，或者计划妊娠，应停用避孕药，并进行凝血因子替代疗法。使用避孕药的患者需警惕血栓形成。

>>>推荐：

1. 左炔诺孕酮宫内系统（LNG-IUS）：作用机制为宫腔内局部定期释放低剂量孕激素，1次放置可维持5年，可长期、有效保护子宫内膜，显著减少月经出血量，并有安全可靠的避孕效果，全身副作用较少，可作为长期无生育要求患者的长期、安全、简便的选择。

2. 联合使用口服避孕药、经皮贴剂或阴道环：能维持规律的月经周期，但有效减少月经量，并提供有效的避孕措施，还能抑制排卵，防止排卵出血并发症等额外的风险。

3. 黄体酮丸、甲羟孕酮注射剂和皮下植入避孕药：能减少月经量，但常伴不规则出血。

（二）糖皮质激素

糖皮质激素可用于血友病因子抑制物的治疗，剂量和疗程依抑制物水平及清除情况酌定。

理论上讲，糖皮质激素可以减低血管通透性，减轻关节、肌肉出血所致的炎症反应，加速血肿吸收，临床上也有用于关节、肾、腹腔、咽喉部、颅内及拔牙后出血的辅助治疗，但疗效报道不一。一般剂量泼尼松40～60mg/d，连用3～7日后减停，疗程不超过2周。

（三）卡络柳钠（安络血）

对关节腔、肌肉出血和创伤、手术出血可能有效，但因形成的血块坚硬，吸收甚慢，泌尿道和颅内出血应慎用。常用剂量为成人每次2.5～5mg，每日3次口服，卡络磺钠（新安络血）可静脉滴注，每日25～50mg。

综上所述，目前凝血因子替代治疗仍是预防和治疗血友病患者出血的主要方法，而非替代治疗一般是作为血友病患者止血的辅助治疗，新问世的非因子替代治疗药物和止血再平衡药物则可取代因子替代治疗，主要用于伴抑制物的血友病患者的预防治疗。在选择止血治疗时需综合考虑患者的出血部位、出血严重程度、有无伴抑制物、自身合并症及药物的作用机制和副作用等。若一种止血措施无效，可考虑多种治疗药物联合使用，达到最终止血目的。

（殷　杰　王甜甜　余自强　张心声　赵永强）

参 考 文 献

［1］Srivastava A，Santagostino E，Dougall A，et al. WFH Guidelines for the Management of Hemophilia，3rd edition［J］. Haemophilia，2020，26（S6）：1-158.

［2］中华医学会血液学分会血栓与止血学组，中国血友病协作组. 血友病治疗中国指南（2020年版）［J］. 中华血液学杂志，2020，41（4）：265-271.

［3］Escobar MA，Brewer A，Caviglia H，et al. Recommendations on multidisciplinary management of elective surgery in people with haemophilia［J］. Haemophilia，2018，24（S4），693-702.

［4］Tiede A，Collins P，Knoebl P，et al. International recommendations on the diagnosis and treatment of acquired hemophilia A［J］. Haematologica，2020，105（7）：1791-1801.

［5］Nordic Hemophilia Guidelines，2020，yearly update available at：www. nordhemophilia. org.

［6］World Federation of Hemophilia. Online Registry of Clotting Factor Concentrates. World Federation of Hemophilia website. Montreal，Canada：World Federation of Hemophilia；2020. https：//www1.wfh.org/custom/CFC/index.html.Accessed September 25，2019.

［7］Iorio A，Blanchette V，Blatny J，et al. Estimating and interpreting the pharmacokinetic profiles of individual patients with hemophilia A or B using a population pharmacokinetic approach：communication from the SSC of the ISTH［J］. J Thromb Haemost，2017，15（12）：2461-2465.

［8］Ragni MV，Croteau SE，Morfini M，et al. Pharmacokinetics and the transition to extended half-life factor concentrates：communication from the SSC of the ISTH［J］. J Thromb Haemost，2018，16（7）：1437-1441.

第五章

替 代 治 疗

迄今为止，血友病最有效的治疗方法是补充患者所缺乏的凝血因子，即替代治疗，包括按需治疗和预防治疗两种。前者是指有明显出血时给予的替代治疗，目的在于及时止血；后者是指在首次或者多次出血后，为了防止反复出血导致血友病患者关节残疾或者再次发生危及生命的出血而开展的定期规律性替代治疗。

虽然我国现有治疗血友病的药物不断升级换代，但由于各种原因导致血友病患者的药品可及性和需要付费的差异较大，因此在制订替代治疗方案时必须结合实际情况因人而异，精准施策。

第一节　按需治疗

及时充分的按需治疗不仅可以及时止血、镇痛，更可阻止危及生命的严重出血的进展。但按需治疗只是出血后治疗，无法阻止重型（包括部分中间型）血友病患者反复出血导致关节残疾的发生。

一、关节出血

血友病最常见的出血为关节和/或肌肉出血。关节出血可以表现为关节肿胀，或皮温增高、疼痛、关节活动障碍。治疗急性关节出血的目标是尽快止血。理想的治疗应该是一旦患者怀疑有出血，并且在出现明显关节肿胀、关节功能丧失和疼痛之前及时（推荐2小时内）予以足够剂量的替代治疗，以提高患者的凝血因子水平。根据对第一剂治疗的反应（表5-1），对于标准半衰期凝血因子制品的应用，血友病A可在8～12小时再次应用，血友病B可在20～24小时后再次应用。由于不同药物及个体之间PK不同，若条件允许可依据个体PK参数调整治疗方案。

表5-1 血友病治疗反应评估表

治疗反应	表 现
极好	初始输注后8小时内疼痛完全缓解和/或持续出血的迹象完全消失，出血发生后72小时内不需要进一步的凝血因子替代治疗
好	在一次输注后约8小时内显著缓解疼痛和/或改善出血迹象，但在72小时内需要超过1剂量的凝血因子替代治疗才能完全缓解
一般	初始输注后约8小时内适度缓解疼痛和/或改善出血迹象，72小时内需要输注1次以上凝血因子替代治疗，但未完全缓解
无	首次输注后约8小时内无症状改善或轻微改善，或病情恶化

二、颅内出血

颅内出血为血友病患者死亡的主要原因，可表现为头痛、呕吐，严重者出现意识障碍、肢体活动障碍。血友病患者出现疑似中枢神经系统出血可能危及生命，应在检查前立即给予足量凝血因子替代治疗，并持续到出血停止。对于发生中枢神经系统出血的患者应行预防治疗，防止出血复发。

三、咽喉及颈部出血

咽喉或颈部出血可能由于局部病理、创伤或严重的剧烈咳嗽所致，并可能出现肿胀或疼痛。这是一种医疗急症，因为它会导致气道阻塞。一旦发生可将患者的头部轻轻抬起，以减少因出血引起的气道阻塞，并且立即使用足量凝血因子进行治疗，以提高患者的凝血因子水平。

四、胃肠道和腹部出血

急性胃肠出血可表现为呕血、便血或黑便。血友病患者伴胃肠道出血，应立即使用凝血因子替代治疗，使凝血因子水平保持到出血停止，并确定出血的病因。血友病患者出现消化道出血，应进行内镜和影像学检查，以确定出血部位。定期监测血红蛋白水平。急性腹腔（包括腹膜后）出血可表现为腹痛和腹胀，腹腔出血必须立即治疗，直到病因确定。对患者进行临床评估，包括体格检查、疼痛评估和病史记录，包括出血史。超声检查和/或CT扫描可以确定腹部出血的部位和范围。

五、尿路出血

对于伴有尿路出血的血友病患者，应及时发现出血部位，立即给予凝血因子替代治疗。给予足够的水化尿液，患者需卧床休息，直到出血停止。若有疼痛或持续的肉眼血尿，应注意血栓和尿路阻塞。避免使用抗纤溶药物。

表5-2和表5-3详细列举了血友病患者不同部位出血的具体替代治疗方案。

表5-2 获取凝血因子不受限时的替代治疗方案

出血类型	血友病A		血友病B	
	预期水平（%）	疗程（日）	预期水平（%）	疗程（日）
关节出血	40～60	1～2（若反应不充分，可以延长）	40～60	1～2（若反应不充分，可以延长）
表层肌肉/无神经血管损害（除外髂腰肌）	40～60	2～3（若反应不充分，可以延长）	40～60	2～3（若反应不充分，可以延长）
髂腰肌和深肌层有神经血管损害				
起始	80～100	1～2	60～80	1～2
维持	30～60	3～5（作为物理治疗期间的预防，可以延长）	30～60	3～5（作为物理治疗期间的预防，可以延长）
中枢神经系统损害/头部出血				
起始	80～100	1～7	60～80	1～7
维持	50	8～21	30	8～21
咽喉和颈部出血				
起始	80～100	1～7	60～80	1～7
维持	50	8～14	30	8～14
胃肠出血				
起始	80～100	7～14	60～80	7～14
维持	50		30	
肾脏出血	50	3～5	40	3～5
深部裂伤	50	5～7	40	5～7

表5-3 获取凝血因子受限时的替代治疗方案

出血类型	血友病A		血友病B	
	预期水平（%）	疗程（日）	预期水平（%）	疗程（日）
关节出血	10～20	1～2（若反应不充分，可以延长）	10～20	1～2（若反应不充分，可以延长）
表层肌肉出血/无神经血管损害（除外髂腰肌）	10～20	2～3（若反应不充分，可以延长）	10～20	2～3（若反应不充分，可以延长）
髂腰肌和深肌层有神经血管损害				
起始	20～40	1～2	15～30	1～2
维持	10～20	3～5（作为物理治疗期间的预防，可以延长）	10～20	3～5（作为物理治疗期间的预防，可以延长）
中枢神经系统损害/头部出血				
起始	50～80	1～3	50～80	1～3
维持	30～50	4～7	30～50	4～7
	20～40	7～14	20～40	7～14
咽喉和颈部出血				
起始	30～50	1～3	30～50	1～3
维持	10～20	4～7	10～20	4～7
胃肠出血				
起始	30～50	1～3	30～50	1～3
维持	10～20	4～7	10～20	4～7
肾脏出血	20～40	3～5	15～30	3～5
深部裂伤	20～40	5～7	15～30	5～7

六、药物选择

血友病A的按需治疗药物首选基因重组FⅧ或病毒灭活的血浆源性FⅧ浓缩物，仅在无法获得上述药物时可选用冷沉淀或者新鲜冰冻血浆。血友病B按需治疗药物首选基因重组FⅨ、病毒灭活的血浆源性FⅨ浓缩物或凝血酶原复合物（PCC）。

七、凝血因子剂量的计算

既往已经对当前使用的凝血因子制品进行过增量回收率（incremental in vivo recovery，IVR）评估的患者，出血时首次给药剂量通常按照以下公式计算：所需的起始凝血因子剂量（IU）＝体重（kg）×预期提升的FⅧ或FⅨ活性水平（IU/dl）÷IVR［（IU/dl）/（IU/kg）］。

既往未进行过IVR评估者，血友病A按照平均IVR为2（IU/dl）/（IU/kg），即每输注1IU/kg的FⅧ可使体内FⅧ活性（FⅧ：C）提高2％，进行首次给药剂量计算，体重×预期提升的凝血因子水平×0.5。血友病B按照平均IVR为1（IU/dl）/（IU/kg），即每输注1IU/kg的FⅨ可使体内FⅨ活性（FⅨ：C）提高1％，进行首次给药剂量计算，体重×预期提升的凝血因子水平×1。

第二节　预防治疗

一、基本概念

根据预防治疗开始的时间可以分为初级、次级和三级预防治疗。①初级预防治疗：即规律性持续替代治疗开始于第二次关节出血前及年龄＜3岁，且无明确证据（查体和/或影像学检查）证实存在关节病变；②次级预防治疗：即规律性持续替代治疗开始于关节有2次或多次出血后，但查体和/或影像学检查没有发现关节病变；③三级预防治疗：即查体和影像学检查证实存在关节病变后才开始规律性持续替代治疗。此外，根据治疗强度可将预防治疗分为大剂量、中剂量和小剂量3种（表5-4）。

表5-4　基于治疗强度的标准半衰期制品预防治疗的定义

预防治疗方案	血友病A	血友病B
大剂量预防治疗	FⅧ 25～40IU/kg，每2日1次（每年＞4000IU/kg）	FⅨ 40～60U/kg，每周2次（每年＞4000IU/kg）
中剂量预防治疗	FⅧ 15～25IU/kg，每3日1次（每年1500～4000IU/kg）	FⅨ 20～40IU/kg，每周2次（每年2000～4000IU/kg）
小剂量预防治疗[*]	FⅧ 10～15IU/kg，每2～3日1次（每年1000～1500IU/kg）	FⅨ 10～15IU/kg，每周2次（每年1000～1500IU/kg）

注：[*]仅在无条件开展更高剂量预防治疗的条件下才考虑，应个体化量身定制，以尽可能减少出血。

二、预防治疗的目的

预防治疗最初的目的是通过将凝血因子水平始终维持在1%以上，使重型血友病患者（基线FⅧ/固定水平＜1%）的出血表型转化成非重型（中间型或轻型）血友病患者的出血表型，即自发性出血少、关节病变发生率低。基本目标是防止出血，尤其是预防关节出血和关节出血继发的关节病变；同时，预防性治疗还可以防止其他严重出血的发生，如颅内出血、肌肉出血和腹腔内出血等。

预防治疗中谷浓度目标设定为1%的标准，是基于中间型血友病患者很少出现自发性出血且关节功能维持较好的特点而设定的，但是越来越多的证据表明，1%～3%的凝血因子谷浓度不足以完全防止所有血友病患者的出血，可能会发生临床和亚临床出血，导致关节病变逐渐进展，因此需要根据患者生活及运动需求设定更高的谷浓度。

三、预防治疗的方案

预防治疗方案可以分为固定剂量和个体化方案两种。标准半衰期凝血因子替代治疗的固定剂量方案见表5-4。必须指出，接受小剂量预防治疗的患者获益也明显高于按需治疗者。因此应尽一切可能开展预防治疗，以便最大限度地降低血友病患者关节残疾的发生并改善其生活质量。

目前，我国已经有长效FⅨ产品（赛玖凝）和非因子类产品（艾美赛珠单抗）上市，其用药方法请参照药品说明书。赛玖凝只需每周静脉给药一次。艾美赛珠单抗用于皮下给药，最初4周的推荐剂量为3mg/kg，每周1次（负荷剂量）；后续的维持剂量为1.5mg/kg每周1次，或3mg/kg每2周1次，或6mg/kg每4周1次。负荷剂量的第一个月后达到稳态。需注意的是，应用艾美赛珠单抗预防治疗过程中出现突破性出血、创伤或手术时，患者仍需要FⅧ制品按需补充治疗。

不伴有抑制物的患者应用艾美赛珠单抗过程中发生突破性出血，应使用预期能够实现止血剂量的FⅧ输注，到目前为止，尚无血栓或血栓性微血管病的病例报告。艾美赛珠单抗使早期开始的预防治疗变得更容易，不需要植入中心静脉接入装置（central venous access devices，CVADs），使预防治疗开始得更早，可以降低开始预防前6～12月龄婴儿出血的风险。关于幼儿使用艾美赛珠单抗的安全性有待进一步研究。皮下注射可能提高依从性，可能使目前未接受预防治疗的患者（包括中度血友病患者）更多地接受治疗，使患者更多地参与社会和体育活动。

由于患者的出血表现、体力活动和PK差异，既往固定剂量的预防治疗方案并不理想，用药剂量和用药间隔必须针对每个患者进行个体化制订。这意味着患者可以得到适应各自需求的预防治疗给药方案，而不是所有人都完全相同的方案。更有效地杜绝低需求的患者造成的浪费，也能更好地满足高需求的患者。只有根据个体情况制订个体化的治疗方案，才能达到血友病替代治疗的目的。定制个体化预防方案主要基于疾病表现差异以及个体对凝血因子制品的PK差异两个方面。表5-5列出个体化预防治疗方案的优缺点。

表5-5　个体化预防治疗的优缺点

个体化方案	优 点	缺 点
PK 包括至少对患者进行最低基本的PK评估，调整凝血因子输注的剂量/频率，使每个患者达到预定的凝血因子谷浓度，通过使用贝叶斯分析的PK模型进行估计	• 不同血友病患者对凝血因子有不同的PK特点，个体对预防治疗的需求不同 • 使患者的凝血因子输注量与其PK预测需求相匹配，确保每位患者接受足够的治疗以达到相似的凝血因子水平 • 不需患者经历出血才评估预防治疗需求 • 患者获得达到特定凝血因子谷浓度所需的目标输注量，可能节省凝血因子消耗 • 随着患者年龄的增长，PK发生变化，需要对老年患者进行个体化预防治疗。需要随年龄变化不断进行PK评估	• 要求患者至少接受最低限度的PK评估 • 需要解释PK结果的专业知识 • 仅关注导致出血的属性（凝血因子的PK处理），忽略患者间的其他差异，包括体力活动水平。在活动时关注凝血因子水平可能比只关注凝血因子谷浓度更能支持患者体育参与 • 可能导致一些凝血因子浓度较低的患者治疗过度，也可能导致需要较高凝血因子谷浓度的患者（如非常活跃的患者）治疗不足
临床因素（出血表现及身体活动模式） 包括选择的起始方案，可以是任何频率，监测患者的出血情况。根据需要调整剂量和频率（增加或减少），以最小的预防强度阻止发生过度的临床出血	• 血友病患者具有异质性，在凝血因子的PK处理方面、导致出血和骨骼肌肉结局的其他方面（有些未知） • 将预防治疗剂量与患者的需求相匹配，有可能在群体水平节约凝血因子产品用量 • 适合不同阶段，例如，在幼儿期加强预防治疗；成年后逐步减少预防治疗 • 允许非常小的儿童在升级预防时习惯于接受静脉注射，并可能减少CVAD的需求	• 使患者经历出血，以表明其出血表型和预防需求 • 在很大程度上取决于用于调整治疗的出血标准。有些患者可能发生出血而不造成长期关节损伤，其他患者（尤其是幼儿）则更容易受到影响；在这些患者中，甚至少数一次或几次出血都可能导致长期关节损伤 • 在加强预防的同时，患者处于严重出血（如脑出血）的风险中 • 需要根据身体活动模式不断调整预防措施，若身体活动模式经常变化，可能会很困难

　　所有形式的预防治疗效果都优于按需治疗。大剂量和中剂量预防治疗可以使关节出血率降低90%以上、每年关节出血频次低于3次、关节恶化和退行性关节疾病显著减少。预防治疗还可防止血友病的其他类型出血，包括预防或显著降低颅内出血的风险。长期获益包括减少慢性肌肉骨骼疼痛、功能受限或残疾、整形外科手术需求、住院治疗、急诊室就诊和缩短住院时间；使患者能更多地参与（即定期参加）教育、娱乐和专业活动，提高生活质量。

四、预防治疗的时机

　　1. 开始预防治疗的年龄是远期临床预后的一个强有力的预测因素。开始早期预防（即初级或次级预防）的血友病患者显示出最佳的长期效果。颅内出血在年龄小的儿童中最常见，早期开始预防也降低了颅内出血的风险和发生率。长期队列研究表明，患者开始预防治疗前的早期发生的少量关节出血最终可能导致血友病性关节病。因此，尽早开始并给予适当剂量的常规预防治疗应被视为血友病的标准治疗。

　　2. 对于重型血友病患儿，建议在关节疾病发生前，最好是在3岁前开始使用凝血因子浓缩物（标准或延长半衰期的FⅧ/FⅨ）或其他止血药物进行预防治疗，以防止自发性和突破性出血，包括可导致关节病变的出血。

　　3. 重型或中间型血友病患者若一旦发生危及生命的出血，应立即开始预防治疗。

　　4. 现有资料表明，标准半衰期或长效制品进行预防治疗的疗效无显著差异，但是长效制品静脉注射的频次明显减少。无论使用哪种产品，预防治疗均应尽早开始。

　　5. 使用非凝血因子替代药物进行预防治疗的开始时间尚无充分研究。艾美赛珠单抗是皮下给药，所以减少了对静脉通路的要求。虽然数据非常有限，但可以在类似凝血因子产品预防治疗开始的时间开始，或者可能更早。需要进一步对新生儿开始使用艾美赛珠单抗的初始用法进行研究。

五、开展替代治疗需要考虑的因素

　　影响替代治疗疗效的原因有很多，包括遗传因素和非遗传因素。遗传因素有基因突变、其他促凝蛋白或抗凝蛋白水平、出血后关节破坏的遗传易感性等；非遗传因素包括患者活动水平和方式、功能状态和身体协调性、是否存在靶关节或关节病变等。

已知的影响FⅧ半衰期/清除率的因素包括血型（O型与非O型）和vWF水平；对于导致FⅨ PK的个体差异的原因，目前知之甚少。在很大程度上，个体凝血因子回收率和半衰期随着年龄的增长而增加。

>>> 推荐：

1. 急性出血时应及早到附近的专业医疗机构接受治疗或者在家庭进行自我注射。早期治疗可以减少疼痛、功能障碍及远期残疾，并显著减少因并发症导致的住院。家庭治疗必须由血友病中心的专业人员密切监管，且只有在患者及其家属得到充分的教育和培训后才能开始进行。

2. 只要条件允许，所有重型血友病患者以及有严重出血表型的中间型患者都应该尽早开始预防治疗。重型血友病患儿应尽早开展预防治疗，在3岁之前、第一次关节出血发生后开始初级预防治疗。

3. 预防治疗应个体化，应综合考虑患者的出血表型、关节状态、个体PK特点以及患者自我评估和偏好等多种因素。

4. 对于有关节损伤证据但是未进行预防治疗的血友病成人及青年患者，推荐开始三级预防治疗以减少关节出血，延缓血友病关节病的进展。

5. 对于进行规律预防治疗仍出现突破性出血的患者，建议根据谷值升级预防方案，必要时给予骨科处理干预。

6. 对于既往发生过危及生命的出血（如颅内出血）的患者，建议进行预防治疗，以防止再次发生致命性出血。在颅内出血后的前3～6个月尤为重要，在此期间复发的风险最高。

7. 血友病B患者前5次FⅨ制品注射应在医院进行，以避免过敏反应风险。

（陈振萍　薛　峰　吴润晖　杨林花　杨仁池）

参 考 文 献

［1］中华医学会血液学分会血栓与止血学组，中国血友病协作组. 血友病治疗中国指南（2020年版）［J］. 中华血液学杂志，2020，41（4）：265-271.

［2］中华医学会血液学分会血栓与止血学组，中国血友病协作组. 血友病诊断与治疗中国专家共识（2017年版）［J］. 中华血液学杂志，2017，38（5）：364-370.

［3］中国血友病协作组. 药物代谢动力学指导血友病A治疗的中国专家共识［J］. 中国临床研究，2021，34（05）：577-581，591.

［4］Srivastava A，Santagostino E，Dougall A，et al. WFH Guidelines for the Management of Hemophilia，3rd edition［J］. Haemophilia，2020，26（S6）：1-158.

［5］Nordic Hemophilia Guidelines，2020，yearly update available at：www.nordhemophilia.org.

［6］Mahlangu J，Oldenburg J，Paz-Priel I，et al. Emicizumab prophylaxis in patients who have hemophilia A without inhibitors［J］. N Engl J Med，2018，379（9）：811-822.

［7］Carcao MD，Iorio A. Individualizing factor replacement therapy in severe hemophilia［J］. Semin Thromb Hemost，2015，41（8）：864-871.

［8］Tang L，Wu R，Sun J，et al. Short-term low-dose secondary prophylaxis for severe/moderate haemophilia A children is beneficial to reduce bleed and improve daily activity，but there are obstacle in its execution：a multicentre pilot study in China［J］. Haemophilia，2013，19（1）：27-34.

［9］Barg A，Budnik I，Avishai E，et al. Emicizumab prophylaxis：Prospective longitudinal real-world follow-up and monitoring［J］. Haemophilia，2021，27（3）：383-391.

［10］Song X，Zhong J，Xue F，et al. An overview of patients with haemophilia A in China：Epidemiology，disease severity and treatment strategies［J］. Haemophilia，2021，27（1）：e51-e59.

第六章

伴抑制物的处理

抑制物是血友病患者体内产生的针对外源性凝血因子Ⅷ或者Ⅸ（FⅧ/FⅨ）的同种抗体，可由Bethesda法和Nijmegen法检测。抑制物多产生于重型血友病患者，轻型和中间型患者发生率相对较低。抑制物产生后，替代治疗疗效减低或无效，常规预防治疗难以继续，导致出血相关骨关节病变的发生率增加，进而导致机体活动受限，并且治疗出血的难度增加。由于缺乏高质量的循证医学证据，目前关于抑制物治疗的指南有的模棱两可，有的相互矛盾。为进一步提高相关人员对FⅧ/FⅨ抑制物的认识，结合国内外专家共识以及相关指南，特制订此指南供国内同行参考。

第一节　基本概念

1. 凝血因子抑制物（coagulation factor inhibitors）　血友病患者体内产生的能中和外源性FⅧ/Ⅸ促凝活性的同种IgG抗体。

2. FⅧ/Ⅸ抑制物滴度（FⅧ/FⅪ inhibitor titer）　不同稀释度的患者血浆与正常血浆等量混合，37℃孵育2小时后测定残余FⅧ/Ⅸ活性，正常血浆FⅧ/FⅨ活性减少50%时，该稀释度下FⅧ/Ⅸ抑制物的含量为1个Bethesda单位（BU），此时患者血浆稀释度的倒数即为抑制物滴度，以"BU/ml血浆"表示。

3. 抑制物阳性（positive inhibitors）　1～4周内，连续2次FⅧ/FⅨ抑制物滴度＞0.6BU/ml，即认为抑制物为阳性。

4. 高滴度抑制物（high-titer inhibitors）　抑制物滴度≥5BU/ml的抑制物为高滴度抑制物；在无凝血因子刺激的情况下，抑制物滴度可能逐渐降低，甚至转为阴性，但再次输注凝血因子3～5日后，抑制物滴度由于记忆反应会再次升高。

5. 低滴度抑制物（low-titer inhibitors）　抑制物滴度＜5BU/ml的抑制物为低滴度抑制物。

（1）高反应者（high-responding inhibitors）：输注凝血因子后抑制物滴度升高至5BU/ml以上的患者。

（2）低反应者（low-responding inhibitors）：输注凝血因子后抑制物滴度仍持续＜5BU/ml的患者。

6. 一过性抑制物（transient inhibitors）　抑制物阳性患者在继续原有方案持续凝血因子接触的情况下，抑制物在6个月内转阴的，称为一过性抑制物。

7. 暴露日（exposure day，ED）　患者实际接受FⅧ/Ⅸ替代治疗的天数之和，不包括其间的间隔天数。

8. 活性回收效率值（in vivo recovery，IVR）　表示预计提高凝血因子活性值与实际测得的凝血因子活性值的比值。计算方法，IVR＝（输注后测得的凝血因子活性－基线活性值）/预计提高的凝血因子活性值×100%，单位为%。

9. 半衰期（terminal half-life，$t_{1/2}$）　通常指末端消除半衰期，是FⅧ/FⅨ在人体内活性水平下降一半所需的时间。该参数直观反映药物从体内的消除速度，可预测FⅧ/FⅨ在体内的变化趋势。

第二节　抑制物的发生率以及危险因素

血友病A伴抑制物在重型未经治疗的患者（previously untreated patient，PUP）中的累积发生率为30%，发生抑制物的患者，79%发生于前20ED，96%发生于50ED内，99.3%发生于75ED内。其中，高滴度抑制物约占2/3。75ED后抑制物产生的风险低。轻/中型抑制物累积发生率为5% ～ 10%，通常发生在年龄较大的患者，且多出现于高强度FⅧ暴露后，如手术或者严重出血替代治疗后，常为低反应抑制物，高反应者少见，此类患者F8突变类型多为错义突变。

血友病B患者抑制物主要产生于重型患者，轻/中型患者发生率较低，总体累积发生率约为5%。血友病B患者抑制物主要产生于前20ED，尤其是前9 ～ 11ED，且通常出现在2岁前。

血友病患者抑制物的产生是基因和环境因素共同作用的结果。血友病A患者遗传因素包括F8突变类型（如大片段缺失、无义突变等无效突变）、阳性抑制物家族史、种族（非裔患者抑制物风险高）、免疫调节基因多态性、环境因素（如高强度凝血因子输注）、凝血因子种类（含或不含vWF抗原、血源/重组凝血因子，第二代/第三代重组凝血因子，但目前均存争议）。

血友病B患者抑制物产生的高风险FIX突变类型大多为无效突变，如大片段缺失、移码突变、无义突变等。暂未发现种族因素会导致血友病B患者抑制物风险增加。目前认为血浆源性凝血因子浓缩物与重组凝血因子产品发生的风险类似。

重型血友病患者抑制物产生后，出血部位、频率及严重程度一般不发生改变。轻型或中型患者的抑制物若与内源性凝血因子有交叉反应，不仅可以中和外源性凝血因子，也可以导致患者内源性基础凝血因子活性下降，从而加重出血倾向。任何类型的血友病患者，一旦产生抑制物，都会使替代治疗变得困难。

第三节　抑制物的筛查

12岁以上的患者通过一期法检测的FⅧ半衰期＜6小时，IVR＜66%；FIX半衰期＜9小时（标准半衰期FⅧ/IX产品）是提示抑制物存在最敏感的指标。但个体PK需要频繁采血，而通过稀疏采样计算半衰期的群体PK模型在中国人群尚未得到验证，因此半衰期等PK参数的检测受到限制。凝血因子PK参数受年龄、体重、血型、vWF和抑制物等因素的影响。不同个体间PK参数差异显著，儿童患者的FⅧ/FIX半衰期以及IVR与成人不同，因此12岁以下儿童患者抑制物产生后半衰期以及IVR值的变化，还需要大规模研究获得。若条件允许，建议在抑制物产生前对患者进行PK参数的检测，获取患者个体化PK的数据作为基线水平，协助判断抑制物产生后参数是否发生改变。

有关抑制物筛查和抑制物的滴度测定详见第二章。

若有以下情况，应及时进行抑制物检测：①凝血因子替代治疗效果不如既往；②在规范预防治疗情况下，出血频率增加或者仍有靶关节出血；③高强度输注凝血因子后，如连续输注5日；④接受手术前；⑤手术后凝血因子替代治疗疗效不佳；⑥对于重型PUP患者，建议在首次接受凝血因子产品后的前20ED每5ED检测1次，在21～50ED内每10ED检测1次，此后每年至少检测2次，直至150ED，此后每年检测1次；⑦对FIX制品过敏的血友病B患者，因过敏反应是部分患者出现抑制物后最早期的临床表现；⑧轻型或中型血友病患者出血表现加重（如出现严重的自发关节和肌肉出血）。

>>>推荐：

1. FⅧ/FⅨ半衰期缩短、IVR减低，是提示抑制物存在的敏感指标。

2. 抑制物的检测方法为Bethesda法和Nijmegen法，后者具有更好的敏感性及特异性。

3. 若存在狼疮抗凝物、肝素/肝素样抗凝物或者口服抗凝药（针对FⅩ或者FⅡ），发色底物法检测残余因子活性可能有助于避免抑制物检测假阳性。

4. 非中和抗体可以使用ELISA方法检测。

5. 接受凝血因子替代治疗后应定期接受抑制物筛查。

第四节 抑制物的治疗

一、血友病A伴抑制物的治疗

（一）出血治疗

伴抑制物患者出血的治疗方案取决于抑制物的滴度、出血部位/严重程度、药物可及性及疗效。

1. 大剂量FⅧ治疗 对于低反应抑制物，大剂量FⅧ输注后若体内能检测到达到止血水平的FⅧ：C，则首选该方案。所需FⅧ的量包括用于中和抑制物的量以及止血所需要的量。用于中和抑制物的FⅧ用量算法如下：体重（kg）×80×[（1-Hct）×抑制物滴度（BU）]。在此基础上需要额外增加50IU/kg的FⅧ，以保证体内可以检测到FⅧ：C的提高。对于低滴度高反应的患者来说，在某些危及生命的紧急情况下（图6-1），仍然可以采取大剂量FⅧ治疗。虽然大剂量FⅧ输注可能会导致抑制物滴度反应性增高，但该方法是治疗急性出血（特别是出血量较大时）最有效的方案，在3～5日后抑制物升高至>5BU/mL时，可以改为旁路制剂。由于个体间差异很大，使用大剂量FⅧ治疗时应在输注后15分钟检测FⅧ：C，根据需求调整凝血因子的目标水平。

2. 旁路制剂治疗 对于伴高滴度抑制物（≥5BU/ml）的患者或免疫耐受诱导（immune tolerance induction，ITI）治疗失败及ITI治疗中发生出血的患者，需立即采用"旁路途径"的方式止血。可供选择的"旁路途径"药物包括基因重组

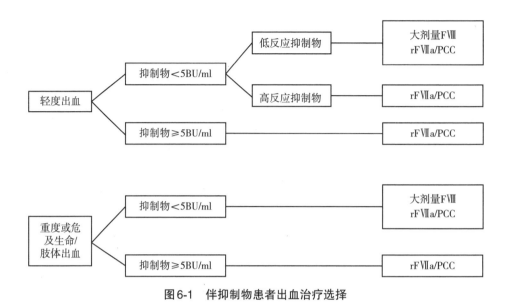

图6-1 伴抑制物患者出血治疗选择

活化凝血因子Ⅶ（rFⅦa）及凝血酶原复合物（PCC）。

rFⅦa的用法为90μg/kg静脉注射，每2～4小时1次。对于非关节出血，在出血早期单次rFⅦa 90μg/kg有效率为40%。靶关节出血处理相对复杂，90μg/kg每2～4小时1次，共3次给药，与270μg/kg单次给药疗效类似。有学者认为，由于PCC含有微量的FⅧ，30%患者可能引起抑制物反应性增高，因此治疗出血时选择rFⅦa可能更好。

PCC的用法为50～100IU/kg静脉给药，每8～12小时1次，1日总量不超过150IU/kg。对于一般的关节出血，PCC用量可为每次50～75IU/kg，严重或者危及生命出血，可增至每次100IU/kg。

对单一旁路途径无效或费用有限者，可采用PCC与rFⅦa序贯疗法（表6-1）。两种药物联用时应严密监测血栓相关症状及实验室指标，以防止发生血栓。

表6-1 PCC与rFⅦa序贯疗法

时间	药物	剂量
6：00am	rFⅦa	90μg/kg
9：00am	PCC	50IU/kg
12：00pm	rFⅦa	90μg/kg

续　表

时间	药物	剂量
3：00pm	PCC	50IU/kg
6：00pm	rFⅦa	90μg/kg
9：00pm	PCC	50IU/kg
12：00am	rFⅦa	90μg/kg
3：00am	PCC	50IU/kg
6：00am	rFⅦa	90μg/kg

>>>推荐：

1. 发生轻度出血时，伴低滴度抑制物患者可选用rFⅦa制品止血。在无法获得rFⅦa时可选择PCC。若为低反应抑制物，也可考虑使用大剂量FⅧ制品。

2. 发生严重或者危及生命/肢体的出血，不论滴度的高低，均可选用rFⅦa制品。在无法获得rFⅦa时可选择PCC。伴低滴度低反应抑制物患者可选用大剂量FⅧ制品。对于伴低滴度高反应抑制物的患者，仍可采取大剂量FⅧ制品治疗。虽然大剂量FⅧ输注可能会导致抑制物滴度反应性增高，但该方法是治疗急性出血（特别是出血量较大时）最有效的方案，3～5日后抑制物升高至≥5BU/ml，可以改为旁路制剂。

（二）预防治疗

1. **旁路途径预防治疗**　关于使用旁路制剂进行预防治疗，西班牙以及北欧血友病指南建议如下：rFⅦa 90～120μg/kg每周3次或活化凝血酶原复合物（aPCC）85IU/kg（±15%）隔日1次。一般认为，如果伴抑制物患者反复出血，影响正常生活，导致生活质量降低，建议可考虑旁路途径预防治疗。伴抑制物患者预防治疗时，出血次数减少50%以上才算有效。需指出，国内rFⅦa没有预防治疗的适应证，aPCC国内并未获批。

2. **艾美赛珠单抗预防治疗**　艾美赛珠单抗是一种双特异性的单克隆抗体，通过模拟FⅧa的辅因子功能，可同时桥接FⅨa和FⅩ，使FⅩ在没有FⅧ的情况下得以继续激活，重新恢复天然的凝血通路。目前该药物在国内已获得批准用于血友病 A 合并 FⅧ抑制物患者的常规预防治疗。

相比旁路制剂按需或预防治疗，艾美赛珠单抗预防治疗在预防出血、控制靶关节、提高血友病 A 患者生活质量上都有显著提高。具体方案为前 4 周给予负荷剂量 3mg/kg 每周 1 次，以快速达到目标血药浓度，第 5 周起给予维持剂量 1.5mg/kg 每周 1 次，或者 3mg/kg 每 2 周 1 次，也可以 6mg/kg 每 4 周 1 次。艾美赛珠单抗不适合用作按需治疗。

安全性方面，需要注意在艾美赛珠单抗用药前 24 小时停止旁路制剂的使用。在预防治疗期间如发生突破性出血，伴低滴度抑制物患者可选择 FⅧ治疗；伴高滴度抑制物患者应首选使用 rFⅦa 治疗，初始剂量应≤90μg/kg，重复给药时，治疗间隔应＞2 小时，可 45μg/kg 间隔 4 小时 1 次。如果疗效不佳，剂量可增至 90～120μg/kg，2～4 小时 1 次，直至出血控制。对于合并血栓风险的疾病，如肥胖、深静脉血栓、吸烟、炎症等情况，使用 rFⅦa 应格外小心，因为可能发生非 ST 段抬高心肌梗死或者肺栓塞的风险。同时应尽量避免在艾美赛珠单抗预防期间使用 PCC 类药物。如果 rFⅦa 疗效不佳或者药物获取困难，建议单次 PCC 剂量＜50IU/kg；如果患者需要多次给予 PCC 治疗，建议至有经验的医疗机构用药，1 日内总量＜100IU/kg。

艾美赛珠可以干扰一期法测定 FⅧ：C 结果，因此建议使用牛源发色底物法试剂来检测 FⅧ抑制物滴度。

应用艾美赛珠单抗家庭治疗的患者，发生突破性出血时，应立即联系医师，在医师指导下用药。

>>>推荐：

1. 艾美赛珠单抗可以很好地预防血友病 A 伴抑制物患者（包括成人以及儿童）的出血。

2. 如果伴抑制物患者反复出血，影响正常生活，导致生活质量降低，在无法进行艾美赛珠单抗治疗时，可考虑旁路途径预防治疗。

3. 艾美赛珠单抗不适合作为按需治疗药物，在突破性出血后仍需使用止血制剂。止血制剂的用量尽量为有效情况下的最低剂量，用药期间需注意血栓的风险。家庭治疗的患者，发生突破性出血时，需要在医师指导下用药。

4. 艾美赛珠单抗治疗期间，建议使用牛源发色底物法试剂检测FⅧ抑制物滴度。

（三）抑制物清除治疗

清除抑制物有赖于血友病患者对外源性凝血因子产品形成免疫耐受。ITI治疗的尝试始于1974年德国波恩，现已成为目前主要的清除血友病伴抑制物的治疗方案。由于进行ITI意味着患者必须频繁接受静脉穿刺和大量使用凝血因子，无论是治疗费用还是患者的依从性都会影响ITI。随着艾美赛珠单抗的上市，关于ITI的临床实践必将发生根本性变化。不过目前国际的主流观点还是建议对患者至少进行一次ITI治疗以清除抑制物。若抑制物清除，患者可恢复对FⅧ的敏感性，在手术或者紧急情况下，输注FⅧ更能让患者获益。

1. ITI治疗方案　ITI治疗的总体有效率为70%～80%，方案主要有以下3种。①Bonn方案：开始时FⅧ用量为100IU/kg每12小时1次，同时使用PCC 50IU/kg或rFⅦa每日2次。待抑制物滴度下降，FⅧ活性开始恢复后停用PCC或rFⅦa，FⅧ用量改为150IU/kg每12小时1次，直到抑制物消失。②van Creveld方案：FⅧ25～50IU/kg隔日1次输注，根据抑制物滴度下降和FⅧ活性恢复情况逐渐减少FⅧ用量，直至与原来的预防治疗剂量一样。从经济的角度来说，该方案在我国更具可行性。③Malmö方案：在Bonn方案的基础上联合免疫抑制治疗［口服泼尼松50～150mg/d，环磷酰胺12～15mg/（kg·d），静脉滴注×2日→2～3mg/（kg·d）口服，共8～10日，同时加用静脉丙种球蛋白0.4g/（kg·d）×5日］。抑制物滴度＞10BU/ml的患者，在开始治疗前使用免疫吸附方法（蛋白A层析柱）使抑制物滴度＜10BU/ml。为了比较大剂量［200IU/（kg·d）］和小剂量（50IU/kg，每周3次）方案的优劣，国际ITI研究组进行了随机对照研究，虽然因在ITI成功前低剂量组出血更频繁而提前终止了该试验，但两组的ITI成功率无显著差别，当然低剂量组获得成功所需时间更长。北京儿童医院也尝试使用50IU/kg/d隔日1次联合免疫抑制剂的小剂量方案，总体反应率为87.5%。小剂量方案可能更符合目前中国的经济现状。对于小剂量方案患者出血的风险，有学者认为可联合艾美赛珠单抗治疗，但艾美赛珠单抗预防治疗期间频繁输注FⅧ是否增加血栓的风险尚属未知。

ITI治疗一旦开始不宜随便中止，以免影响后续ITI的疗效。开始ITI后，应每周检测1次抑制物滴度，直到抑制物滴度达到峰浓度，此后可以每个月检测1次。如果半年内抑制物滴度下降幅度＜20%，应逐步增加ITI剂量直至200IU/（kg·d）；如果剂量已达到200IU/（kg·d），提示治疗疗效不佳，可尝试其他治疗方案，如联用免疫抑制剂，但疗效并不确切。有研究认为使用人源CD20单抗以选择性清除B细胞以达到免疫抑制作用，但是人源CD20单抗近期疗效和远期并发症发生率还需要更多的临床治疗数据来验证。

2. ITI疗效预测　目前认为有以下指标的患者ITI疗效可能较好：①开始ITI之前抑制物滴度＜10BU/ml；②抑制物滴度历史峰值＜200BU/ml；③ITI期间抑制物滴度峰值＜100BU/ml；④从诊断到开始ITI的时间＜5年；⑤ITI开始后没有间断超过2周；⑥ITI开始时年龄＜8岁。

有以下指标的患者ITI疗效可能较差：①开始ITI前抑制物滴度≥10BU/ml；②抑制物滴度历史峰值≥200BU/ml；③ITI期间抑制物滴度峰值≥100BU/ml；④从诊断到开始ITI的时间≥5年；⑤ITI开始后间断≥2周；⑥ITI开始年龄≥8岁。

3. ITI疗效标准　目前国际上比较公认的ITI疗效标准如下。①完全耐受：抑制物持续阴性（＜0.6BU/ml），且FⅧ回收率≥66%及FⅧ（SHL产品）半衰期≥6小时；②部分耐受：抑制物滴度＜5BU/ml，虽然FⅧ回收率＜66%和/或半衰期＜6小时，但是使用FⅧ可阻止出血；③无效：不能达到完全或者部分耐受。一般来说，在6个月内抑制物滴度下降不足20%，或者经过3～5年的ITI后抑制物滴度仍＞5BU/ml提示ITI可能无效。

4. ITI开始时间与制剂选择　国际上关于ITI开始时间与制剂选择并无共识，既往建议等待患者的抑制物滴度降至10BU/ml以下后再开始ITI。近年来有研究显示抑制物一旦确诊，不管滴度高低立即开始ITI治疗，也能获得良好疗效。对于低滴度低反应抑制物儿童或者成人患者，可持续进行规律预防治疗（＞45周/年），以诱导免疫耐受。在艾美赛珠单抗时代，对于低龄儿童血友病患者，由于静脉穿刺困难，可先进行艾美赛珠单抗预防治疗，待年龄稍大后再进行ITI治疗，可显著减少静脉穿刺的负担。至于制剂的选择，德国学者认为含有vWF的血浆源性FⅧ浓缩物比基因重组FⅧ的ITI成功率高，但文献荟萃分析的结果显示血浆源性FⅧ和基因重组FⅧ的ITI成功率并无差别。重组FⅧITI治疗失败的病例可考虑换用血浆源性凝血因子浓缩物。

5. 长效FⅧ的ITI治疗　目前关于长效凝血因子进行ITI治疗的数据较少。国外小样本的临床试验发现，长效凝血因子进行ITI治疗同样能取得良好疗效，并且可以缩短ITI治疗。但缺乏大样本数据的验证。

ITI治疗需要良好的静脉通道，如果静脉穿刺困难，如幼儿，可考虑输液港等中心静脉置管，但会增加感染、血栓等风险。

6. 非凝血因子替代治疗时代的ITI治疗　大剂量ITI方案需要消耗大量凝血因子产品，而低剂量获得ITI成功所需时间过长且出血风险增加。随着艾美赛珠单抗的上市，国外学者建议可联合低剂量ITI和艾美赛珠单抗，这样既可显著减少凝血因子的用量，又可避免频繁发生出血的情况，但需注意血栓风险。艾美赛珠单抗皮下注射可显著减少静脉穿刺的负担，有助于缓解低龄儿童血友病A患者静脉通路难以建立的问题。

>>>推荐：

1. 尽管艾美赛珠单抗在预防血友病A伴抑制物患者出血风险的疗效良好，但仍建议所有伴抑制物患者进行ITI治疗。

2. 抑制物一旦确诊，应立即开始ITI治疗。

3. 伴低滴度低反应抑制物患者，可持续规律FⅧ预防治疗（＞45周/年），以诱导免疫耐受。

4. 大剂量［100～200IU/（kg·d）］ITI治疗诱导耐受的时间更短，出血风险更低，为ITI治疗首选方案。若条件不允许，可考虑小剂量（50IU/kg，每周3次）ITI治疗。

5. ITI治疗期间，对于治疗效果不佳或者预后不良的患者，可考虑联合免疫抑制剂治疗。

6. ITI治疗期间需定期检测抑制物滴度。

7. 伴抑制物患者进行ITI治疗期间，若静脉穿刺困难，可考虑中心静脉置管，但应注意感染及血栓风险。

二、血友病B伴抑制物的治疗

（一）出血治疗

1. 大剂量FⅨ治疗　对于伴低滴度抑制物患者，与FⅧ抑制物类似，也可选择大剂量单一FⅨ制品输注。值得注意的是，50%血友病B伴抑制物患者对FⅨ过敏，尤其是合并无效突变的患者。因此，在治疗过程中应警惕过敏的发生，在前20 ED输注FⅨ时，最好在配备抢救设备和药物的机构进行。此外，应注意长期接受大剂量FⅨ替代治疗可能引起不可逆的肾病综合征。

2. 旁路制剂治疗　对于伴高滴度抑制物患者或者对FⅨ制品过敏患者，可选择rFⅦa治疗，应尽量避免使用PCC，因可能导致抑制物滴度反应性的增高或者过敏。

（二）预防治疗

血友病B伴抑制物患者可考虑选择rFⅦa预防治疗。剂量选择同血友病A伴抑制物患者。非因子类药物如anti-TFPI、抗凝血酶及FX激活剂在前期预防出血的临床实验中显示出良好的疗效，可为血友病B伴抑制物患者治疗提供更多选择，但目前市场尚无供应。

（三）抑制物清除治疗

目前关于血友病B伴抑制物患者ITI治疗的临床研究较少，尚无统一治疗方案，且无特定凝血因子产品的推荐。可尝试采用类似血友病A伴抑制物的治疗方案。血友病B伴抑制物患者ITI总体有效率为13%～31%，并且可能会出现肾病综合征（19%）、过敏反应（60%～63%）等不良事件，导致成功率进一步降低，甚至无法继续进行ITI治疗，因此采取低剂量ITI治疗可能更好。ITI治疗可以选择单一FⅨ制品或PCC，应用后者时需注意其他凝血因子蓄积引起的血栓倾向。治疗效果不佳者可选择联合应用免疫抑制剂（如利妥昔单抗），但疗效尚不确定，因此需要开展更多的临床研究以获取更多的数据。

>>>推荐：

1. 血友病B伴抑制物患者，在发生出血时，首选rFⅦa治疗。

2. 对于无FⅨ过敏史的伴低滴度抑制物患者，出血后可考虑单一大剂量

FⅨ治疗，应在医疗机构进行，尤其是合并无效突变的患者。

3. 伴高滴度抑制物患者出血后尽量避免PCC治疗。

4. 无FⅨ过敏史患者清除抑制物时，可采取类似血友病A伴抑制物患者方案治疗，倾向于选择低剂量方案。

5. 长期大剂量FⅨ治疗应监测肾功能和尿常规等，因其可引起不可逆的肾病综合征。

6. 对FⅨ过敏的患者，可考虑单用免疫抑制剂清除抑制物治疗，但疗效尚不确切。

（刘 葳 薛 峰 张 磊 冯晓勤 杨仁池）

参 考 文 献

［1］中华医学会血液学分会血栓与止血学组，中国血友病协作组. 凝血因子Ⅷ/Ⅸ抑制物诊断与治疗中国指南（2018年版）［J］. 中华血液学杂志，2018，39（10）：793-700.

［2］van den Berg HM，Fischer K，Carcao M，et al. Timing of inhibitor development in more than 1000 previously untreated patients with severe hemophilia A［J］. Blood，2019，134（3）：317-320.

［3］Male C，Andersson NG，Rafowicz A，et al. Inhibitor incidence in an unselected cohort of previously untreated patients with severe haemophilia B：a PedNet study［J］. Haematologica，2021，106（1）：123-129.

［4］Santoro C，Quintavalle G，Castaman G，et al. Inhibitors in hemophilia B［J］. Semin Thromb Hemost，2018，44（6）：578-589.

［5］Srivastava A，Santagostino E，Dougall A，et al. WFH Guidelines for the Management of Hemophilia，3rd edition［J］. Haemophilia，2020，26（S6）：1-158.

［6］Nordic Hemophilia Guidelines，2020，yearly update available at：www. nordhemophilia. org.

［7］Collins PW，Liesner R，Makris M，et al. Treatment of bleeding episodes in haemophilia A complicated by a factor Ⅷ inhibitor in patients receiving Emicizumab. Interim guidance from UKHCDO Inhibitor Working Party and Executive Committee［J］. Haemophilia，2018，24（3）：344-347.

［8］Castaman G，Santoro C，Coppola A，et al. Emergency management in patients with haemophilia A and inhibitors on prophylaxis with emicizumab：AICE practical guidance in collaboration with SIBioC，SIMEU，SIMEUP，SIPMeL and SISET［J］. Blood Transfus，2020，18

（2）: 143-151.

［9］Dargaud Y，Lienhart A，Janbain M，et al. Use of thrombin generation assay to personalize treatment of breakthrough bleeds in a patient with hemophilia and inhibitors receiving prophy-laxis with emicizumab ［J］. Haematologica，2018，103（4）: e181-e183.

［10］Li Z，Chen Z，Cheng X，et al. Low-dose immune tolerance induction for children with hemophilia A with poor-risk high-titer inhibitors: A pilot study in China ［J］. Res Pract Thromb Haemost，2019，3（4）: 741-748.

［11］Dou X，Liu W，Poon MC，et al. Patients with haemophilia A with inhibitors in China: a national real-world analysis and follow-up ［J］. Br J Haematol，2021，192（5）: 900-908.

第七章

围术期处理

与普通患者相比，血友病患者手术治疗具有很大挑战性，尤其是血友病伴抑制物患者的手术，其围术期管理更为复杂。但是，由于血友病治疗药物的进展及药物可及性的提高，只要做好充分的围术期管理计划，血友病患者同样可以安全地接受手术治疗。在对血友病患者实施手术之前，首先应进行多学科协调一致和充分的评估，制订完备的围术期治疗和管理计划。因此，涉及血友病患者的任何手术或有创操作，都应在有专业知识和经验的血友病中心（hemophilia treatment center, HTC）、具有血友病MDT的医疗机构进行，以最大限度降低围术期并发症，确保手术的安全和疗效。

综合国内外血友病手术相关的指南、专家共识或综述，我们拟定如下中国血友病患者围术期管理的建议。

第一节　围术期的止血管理

一、凝血因子替代治疗

围术期的凝血因子替代治疗对于确保血友病患者的手术安全和康复至关重要。替代治疗方案应根据患者接受手术的大小（表7-1）和难度、术前基础凝血状态、所使用凝血因子的PK参数来制订。

（一）替代治疗药物的选择

围术期替代治疗选择药物的总原则与平时按需治疗和规律预防治疗相同，即首选基因重组凝血因子产品或病毒灭活的血浆源性凝血因子浓缩物。输注新鲜冰冻血浆或冷沉淀很难使血浆凝血因子水平达到围术期的要求，不推荐使用（参见第四章）。

表7-1　对血友病患者大手术和小手术的定义[*]

	大手术	小手术
定义	涉及下列一种以上情况的侵入性手术： •进入一个体腔 •跨越间质屏障 •筋膜平面被打开 •一个器官被摘除 •手术改变正常解剖结构	一种只涉及皮肤、黏膜或浅表结缔组织的侵入性手术
预期因子输注时间	包括手术当日在内≥7日	包括手术当日在内＜7日

注：[*]引自Santagostino E等.Haemophilia，2015，21（1）：34-40.

>>>推荐：

1. 血友病A患者的围术期替代治疗首选重组FⅧ产品或病毒灭活的血浆源性FⅧ浓缩物，无条件使用FⅧ制剂时可选用冷沉淀。

2. 血友病B患者大手术时首选重组FⅨ产品或血浆源性FⅨ浓缩物，若无法全程使用FⅨ制品，可与凝血酶原复合物（PCC）交替使用，或前3日应用FⅨ制品，之后改用PCC；小手术时也可单纯使用PCC。

（二）替代治疗的目标水平及其持续时间

围术期需达到的凝血因子目标水平及其持续的时间主要取决于手术的大小、出血情况和术后恢复情况（表7-2）。建议首选凝血因子不受限的充分替代治疗方案，若存在费用或凝血因子获取受限等原因，再选择次选方案，并酌情辅以氨甲环酸等止血药物，应向患者及家属说明次选方案存在出血增多的风险。无论采用何种方案，均建议在手术恢复和出院后继续进行常规预防治疗，疗程酌情而定。

表7-2　围术期血浆凝血因子的目标水平

	期望的FⅧ或FⅨ水平（%）	
	首选（凝血因子不受限）	次选[*]（凝血因子受限）
大手术		
术前	80～100	50～80

续 表

	期望的FⅧ或FⅨ水平（%）	
	首选（凝血因子不受限）	次选*（凝血因子受限）
术后**：第1～3日	60～80	30～50
第4～6日	40～60	20～30
第7～14日	30～40	10～20
小手术		
术前	50～80	40～50
术后***：第1～5日	10～40	10～40

注：*采用较低凝血因子替代时，需更密切观察止血效果；**大手术的用药天数，除骨科手术，一般不超过7～10日；***小手术的用药天数可依手术类型而定。

（三）替代治疗的实施

目前的凝血因子制品、冷沉淀和PCC等均采用静脉给药，一般根据体重和需达到的凝血因子的目标水平（大多是指血浆峰浓度）估算单次给药剂量，并按规定的时间间隔给药。建议根据患者的个体化PK参数决定给药剂量和给药间隔。

>>>推荐：

1. 术前凝血因子替代治疗预试验：建议每位患者术前均接受标准剂量（FⅧ或FⅨ 40IU/kg）凝血因子替代治疗预试验，获取个体PK参数，尤其是凝血因子半衰期（$t_{1/2}$）和回收率。可采用经典的PK试验方法（8～11次采血），或根据群体PK工具（2～4次采血），获取凝血因子半衰期和回收率，依此计算个体化的给药剂量和给药时间间隔。

2. 凝血因子制品的简单剂量计算方法和给药频率

（1）手术麻醉前的首次凝血因子剂量：①血友病A，所需FⅧ剂量（IU）＝体重（kg）×［所需达到的FⅧ水平（%）－输注前FⅧ水平（%）］÷2；②血友病B，所需FⅨ剂量（IU）＝体重（kg）×［所需达到的FⅨ水平（%）－输注前FⅨ水平（%）］。在首剂输注后尽快实施麻醉和手术。

（2）手术中凝血因子剂量：根据术中出血量、手术创面大小和手术持续时间，估算凝血因子的消耗，酌情追加适当剂量的凝血因子。

（3）手术后24小时内所需凝血因子的剂量：总剂量（IU）＝清除率×体重（kg）×24。为了维持相对稳态的因子水平，避免凝血因子峰浓度和谷浓度差值过大，可在24小时内将总剂量分次输注，FⅧ每6～8小时1次，FⅨ每8～12小时1次。成人FⅧ和FⅨ的清除率默认值分别为3和6，但清除率随年龄增加而降低、O型血的患者清除率增加、大手术后患者的清除率比术前有所降低，需考虑在内。

（4）手术24小时后的给药剂量：应根据每次给药前的FⅧ和FⅨ基线测定值，按表7-2所要求达到的目标水平计算给药剂量，但临床上常难以操作，可根据上述计算的术后24小时内所需总剂量适当减量后分次给药。若条件允许，可在第1日、第4日、第7日分别测定1次凝血因子谷浓度，作为是否调整剂量的依据。

举例：血友病A患者，体重61kg，拟行左膝关节置换术，术前血浆FⅧ水平5%，希望在麻醉前FⅧ水平达到90%，则首剂所需FⅧ剂量（IU）＝61kg×［90（%）－5（%）］÷2≈2600IU；在手术开始后3小时可酌情经验性追加FⅧ（如1000IU）；术后24小时内所需FⅧ总剂量＝3×61kg×24≈4400IU，如果分3次（每8小时1次）给予，则每次1400～1500IU；如果分4次（每6小时1次）给予，则每次1000～1200IU。如果使手术后第1～3日保持凝血因子目标浓度为60%～80%，则可每8小时注射FⅧ 1000～1200IU，或者每6小时注射FⅧ 800～1000IU。若术前已进行凝血因子替代治疗的预试验，可依据患者的凝血因子半衰期和回收率等PK参数，结合每次拟调整剂量测定的凝血因子谷浓度，更精确地计算围术期不同阶段凝血因子的剂量和给药频率。

（5）凝血因子制品的静脉给药方式：一般注意事项详见第四章。

静脉输注：是大多采用的方法，围术期常需间隔6～12小时反复输注，难以保持血浆中凝血因子水平的恒定，为此需要一定程度的剂量溢出，以维持有效止血的凝血因子谷浓度，这会使凝血因子使用量和成本增加。

持续静脉输注（continuous infusion，CI）：该方法临床上较少使用。CI可维持相对恒定的凝血因子水平，更好地降低或消除出血风险、减少凝血因子的使用量。围术期采用此方式时，一般建议血浆FⅧ或FⅨ的目标水平维持第1～3日70%，第4～6日50%，第7～9日30%，然后再逐渐减量。采用CI

限制了术后早期恢复活动和物理康复训练，还需警惕的潜在风险有凝血因子在室温下降解和活性降低、发生经输液系统感染、输液泵系统发生故障、增加抑制物的发生风险，尤其非重型血友病患者。为降低风险，可前3日采用CI，渡过术后出血的高危阶段后转为静脉输注方式给药。

3. 冷沉淀、PCC替代治疗：剂量和给药频率等参照第四章。

4. 合并使用其他止血药物：围术期在因子替代基础上可酌情使用抗纤溶药物，首选氨甲环酸。采用PCC替代治疗的血友病B患者应尽量避免使用抗纤溶药物，若必须应用，需间隔6小时，以防止发生血栓。

5. 凝血功能和抑制物的监测：应根据出血情况随时监测，尤其在观察到止血效果欠佳时及时测定抑制物。

二、伴抑制物患者的旁路制剂治疗

长期以来血友病伴高滴度抑制物患者的手术被视为禁区。然而，最近10～15年应用旁路止血药物支持下进行手术的经验表明，尽管比无抑制物患者的出血风险增加，但总体上可控。因此，不应拒绝有适应证的血友病伴抑制物患者的手术治疗。尽管如此，血友病伴抑制物患者的手术依然具有挑战性，不仅面临出血的高风险，手术费用也明显高于无抑制物的患者。血友病伴抑制物患者的手术应该严格评估和把握患者的手术适应证，围术期管理遵循血友病患者围术期管理的基本原则，但伴高滴度抑制物的患者应以旁路制剂进行凝血的替代治疗。

（一）旁路制剂的选择

目前国内没有aPCC，以PCC尤其使用4-因子PCC代之。常用的旁路制剂除PCC，还有重组活化凝血因子Ⅶ（rFⅦa）。是否选用和如何选用旁路制剂取决于抑制物滴度高低、血友病类型、手术大小、既往药物疗效、费用和安全性等因素。

>>>推荐：

1. 首选rFⅦa，次选PCC（表7-3），并尽量使用4-因子PCC。

2. 伴高滴度抑制物（≥5BU/ml）的患者，血友病A患者可选择rFⅦa或PCC，而血友病B患者应首选rFⅦa，避免使用PCC，因其含有FⅨ，可能产生免疫记忆反应，进一步升高FIX抑制物滴度，而且也存在血栓形成、过敏反应等风险。

3. 对于血友病A或血友病B伴低滴度或低反应抑制物（＜5BU/ml）患者可选择rFVIIa或PCC。在初始阶段也可考虑在更频繁输注高剂量FVIII或FIX替代治疗下进行手术，但应警惕因产生免疫记忆反应而转为高滴度抑制物，应随时准备换用旁路制剂。使用高剂量FIX还应警惕过敏反应和肾病综合征的发生。

4. 正接受艾美赛珠单抗预防治疗的血友病A患者，如为大手术，伴高滴度抑制物患者首选rFVIIa，尽量不用或慎用PCC，伴低滴度抑制物患者也可先试用大剂量FVIII；若为小手术，推荐低剂量FVIII替代治疗或不进行替代治疗。正接受艾美赛珠单抗预防治疗的患者，若为大手术，伴高滴度抑制物患者首选rFVIIa，尽量不用或慎用PCC，伴低滴度抑制物患者也可输注大剂量FVIII；小手术推荐低剂量FVIII替代治疗，或不进行替代治疗。

（二）旁路制剂的剂量和用法

伴抑制物的血友病患者手术中应用rFVIIa具有良好的止血效果，是目前伴抑制物患者接受手术尤其是大手术时的一线选择。若条件允许，建议围术期全程使用rFVIIa。

国内外无围术期使用PCC或aPCC的临床可比性研究资料，下述推荐的PCC剂量和用法基于PCC相关药物信息和多数专家的经验，并参考国外已经发表的一些关于aPCC用于伴抑制物患者手术替代治疗的专家共识。

血友病伴抑制物患者手术时rFVIIa和PCC的推荐剂量和用法见表7-3。

表7-3 血友病伴抑制物患者手术时rFVIIa和PCC的推荐剂量

旁路制剂	术前剂量	术后治疗
rFVIIa		
小手术	90μg/kg	90μg/kg，每2小时1次，共4次，然后每3～6小时1次，至出院
大手术	90～120μg/kg	第1～2日：90μg/kg，每2小时1次
		第3～4日：90μg/kg，每3小时1次
		第5～7日：90μg/kg，每4小时1次
		第8日起：90μg/kg，每6小时1次，至出院

续 表

旁路制剂	术前剂量	术后治疗
PCC［最大剂量≤150IU/（kg·d）］		
小手术	50～60IU/kg	30～40IU/kg，每8～12小时1次，至出院
大手术	60～75IU/kg	第1～3日：40～50IU/kg，每8～12小时1次
		第4日起：30～40IU/kg，每8～12小时1次，至出院

（三）旁路制剂治疗的实施和注意事项

目前尚无标准化的实验室检测方法来评估或预测伴抑制物患者围术期采用旁路制剂的有效性和最佳剂量。止血评估虽可尝试采用凝血酶生成试验（thrombin generation test，TGT）或血栓弹力图（thrombelastogram，TEG），但目前主要还是通过密切观察临床出血和止血的情况。

>>>推荐：

1. 围术期应按推荐的剂量和给药天数使用旁路制剂，若仍发生意外出血，可酌情增加旁路制剂的剂量，并合用其他止血药物。rFⅦa的单次最大剂量270μg/kg，而PCC的每日最大剂量不要超过150IU/kg。

2. 伴高滴度抑制物患者若单药最大剂量下仍无法控制止血，应尽快换用另一种旁路制剂替代（图7-1），也可考虑采用交替、序贯或同时使用两种旁路制剂进行挽救性治疗，如每隔3小时序贯给予rFⅦa 90μg/kg和PCC 30IU/kg（表7-3和表7-4），止血后可依情延长用药间隔。

4. 围术期若大剂量、长时间使用PCC，血栓形成或DIC的风险增加，建议在达到止血要求的情况下，尽量使用较小剂量或延长给药间隔。rFⅦa的血栓风险较低，但使用时仍需警惕。旁路制剂治疗过程中需密切监测血栓并发症，不推荐预防性药物抗凝，但建议采用物理方法预防血栓形成，如穿戴梯度加压弹力袜和早期恢复活动，预防静脉血栓栓塞事件。

5. rFⅦa可与氨甲环酸联合使用，以提高止血效果，但PCC不可与氨甲环酸一起使用，避免诱发血栓形成和DIC等，若必须使用时，两种药物的给药时间应间隔6小时以上。

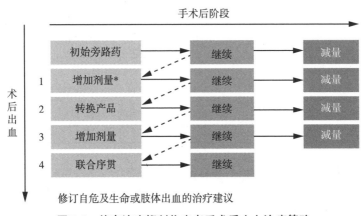

图7-1 伴高滴度抑制物患者手术后止血治疗策略
注：*如果已是最大剂量，可忽略该步骤。

表7-4 旁路止血药物rFⅦa和PCC的序贯交替使用

6：00am	9：00am	12：00pm	3：00pm	6：00pm	9：00pm	12：00am	3：00am	6：00am
rFⅦa	PCC	rFⅦa	PCC	rFⅦa	PCC	rFⅦa	PCC	rFⅦa
90μg/kg	30IU/kg	90μg/kg	30IU/kg	90μg/kg	30IU/kg	90μg/kg	30IU/kg	90μg/kg

三、伴抑制物患者的其他药物选择

（一）艾美赛珠单抗

艾美赛珠单抗可模拟FⅧ的作用，通过结合FⅨa和FⅩ，使FⅩ活化为FⅩa，故不受FⅧ抑制物的影响，因此，适用于血友病A伴抑制物患者的出血预防。正接受艾美赛珠单抗预防治疗的患者，如果进行小手术，可能不需额外给予rFⅦa止血，但进行大手术时，大多仍需额外给予rFⅦa预防围术期出血或控制出血。

基于国外艾美赛珠单抗与大剂量aPCC同时使用会引发血栓并发症（包括静脉血栓事件和血栓性微血管病）的警示，不建议该药与PCC同时使用。

（二）重组猪FⅧ

重组猪FⅧ（r-p FⅧ，Obizur®）最近已获欧洲药品管理局（European Medicines Agency，EMA）批准用于治疗获得性血友病A，也可用于治疗血友病A伴抑制物的患者，但仅有1例用于外科手术的报道，加之其成本远高于其他旁路止血药物，因此，在获得更多疗效和安全性数据之前，目前不推荐用于伴抑制物的血友病患者的手术治疗。

四、去氨加压素在血友病手术中的应用

去氨加压素（DDAVP）可以使轻型和部分中间型血友病A患者的FⅧ和vWF水平短暂提高3～6倍，轻型血友病A患者在接受小手术或有轻微出血时，若对DDAVP的治疗反应较好且无药物禁忌证，DDAVP可作为首选的止血药物，以降低使用凝血因子制剂的成本，避免因接触FⅧ而产生抑制物的潜在风险。

DDAVP的用法有以下三种。①静脉给药：0.3μg/kg，稀释于10ml生理盐水，慢速注射15分钟，或稀释于50～100ml生理盐水，输注30分钟，通常在60分钟时FⅧ和vWF水平达到峰值；②皮下注射：0.3μg/kg，在60～120分钟时FⅧ和vWF水平达到峰值；③喷鼻（喷雾剂）：剂量300μg，体重＜30kg者给予150μg。手术患者可采用前两种用法。

>>> 推荐：

1. 轻型血友病A患者是否适合使用DDAVP，应进行预试验，检测DDAVP输注后1小时和4小时的FⅧ和vWF水平，结合基线FⅧ活性、达到的增量和所需治疗的时间综合判断。

2. 对DDAVP反应不佳或有禁忌证者的患者不推荐用于手术止血。

3. 如果DDAVP能够使FⅧ提高到合适的治疗水平，可在DDAVP治疗下进行小手术，术后第2日（12小时或24小时后）再次给予DDAVP。

4. DDAVP连续使用存在快速耐药（治疗反应降低）和不良反应增加的风险，儿童患者使用时每日不应超过1次，成人患者在密切监视下可每日用药2次，且连续使用不应超过3日。因此，预期止血时间将超过3日的手术从开始就应避免使用DDAVP，而直接给予FⅧ替代。

5. 为克服DDAVP的耐药性，可尝试联合使用DDAVP和FⅧ，或在缺乏FⅧ情况下尝试联合使用DDAVP和氨甲环酸，但目前还缺乏充分的临床经验。

6. 由于DDAVP可能会引起体液潴留，因此建议每日液体摄入量限制在

1～1.5L。除水钠潴留，DDAVP还可能导致心动过速、低血压、头痛、脸红、震颤和腹部不适，尤其在快速静脉输注时。少数患者可能出现低钠血症。2岁以下儿童有引起脑水肿和癫痫的病例报道，应禁用DDAVP。

五、氨甲环酸在围术期的应用

氨甲环酸是一种抗纤溶药物（参见第四章），在围术期，可以在因子替代治疗基础上（尤其在凝血因子使用受限时）给予氨甲环酸辅助止血。氨甲环酸可以口服、静脉或局部给药（如漱口），应在手术前给予，并可重复给药，以维持其在组织中的浓度，可连续使用7～10日，也可与DDAVP、FⅧ、FⅨ或rFⅦa联合使用。

>>>**推荐：**

1. 用法：①口服，每次15～25mg/kg，3～4次/日；②静脉输注，每次10mg/kg，3～4次/日；③5%溶液漱口，每次10ml，漱口2～3分钟后可咽下，4次/日。

2. 防范不良反应：个别患者可能出现胃肠不适（恶心、呕吐或腹泻），减少剂量后这些症状通常会消失。不宜快速注射，因可导致头晕和低血压。

3. 注意事项：①禁用于泌尿道出血，以避免血凝块堵塞尿路，引起肾功能不全；②禁用于胸外科手术，以避免发生不溶性血肿；③肾功能不全患者使用时需减少剂量；④不可与PCC同时使用治疗，否则增加血栓栓塞的风险；⑤近期发生血栓栓塞，或既往有个人或家族性血栓栓塞病史的患者，应尽量避免使用。

第二节　血友病患者的手术治疗

血友病患者反复关节内出血可引起慢性滑膜炎、关节肿胀和变形，进一步发展可引起关节间隙变窄、关节畸形、肌肉萎缩和活动受限。有些患者反复发生肌肉软组织出血后形成假肿瘤，压迫邻近神经血管、侵蚀邻近骨干，并可能造成病理性骨折。这些并发症都严重影响血友病患者的生活质量，常需要接受骨科手术治疗。在一些特殊部位形成较大的血肿或假肿瘤（如脑血肿、肾周血肿、腹盆腔血肿或假肿瘤），可能还需要接受其他外科的手术治疗。此外，随着年龄增长，患者还可能合并其他疾病，其中有些疾病也需要接受手术或介入操作进行治疗，如口腔疾病、阑尾炎、胆石症、肿瘤、急性冠脉综合征或心肌梗死等。

一、概述

目前，对血友病患者的手术分级无统一标准，一般按大手术和小手术进行定义（表7-1），目前尚无有关"中等手术"的定义，必要时临床医师可结合表7-1、根据临床经验进行判断。

手术前要全面筛查止凝血功能，包括血小板计数、APTT、PT、纤维蛋白原、FⅧ/FⅨ水平和抑制物检测。对接受大手术的患者，原则上应进行标准剂量凝血因子（FⅧ或FⅨ 40IU/kg）替代治疗的预试验（回收试验）。这些数据对于决定是否手术、围术期止血治疗方案（包括凝血因子替代治疗的剂量、时间以及给药方式等）至关重要。

血友病患者（包括伴抑制物患者）的手术止血疗效可根据国际血栓与止血学会（International Society on Thrombosis and Haemostasis，ISTH）科学和标准化委员会的标准进行评估（表7-5）。

表7-5　对血友病患者外科手术止血有效性的评估

有效性	评估内容
优	术中和术后失血量与非血友病患者相似（10%以内） •不需要额外（计划外）剂量的FⅧ/FⅨ/旁路制剂，和 •需要输血的血液成分与非血友病患者相似
良	比非血友病患者术中和/或术后预期的失血量略高（10%～25%），但参与手术的外科医师/麻醉师认为其差异无临床意义 •不需要额外（计划外）剂量的FⅧ/FⅨ/旁路制剂，和 •需要输血的血液成分与非血友病患者相似

续 表

有效性	评估内容
一般	比非血友病患者术中和/或术后的失血量增加超过预期（25%～50%），需要额外治疗 •需要额外（计划外）剂量的FⅧ/FⅨ/旁路制剂，或 •比预期的血液成分输注增加（2倍以内）
差	比非血友病患者术中和/或术后显著失血量明显超出预期（＞50%），需要干预，且血友病以外的外科/内科问题不能解释 •由于出血造成意外的低血压或转至ICU治疗，或 •比预期的血液成分输注显著增加（＞2倍）

>>>推荐：

1. 血友病患者在适当的凝血因子替代治疗下可以安全地接受外科手术和有创操作。对抑制物阳性的患者应慎行手术，若病情允许应推迟手术，或制订适当的旁路药物止血方案后进行手术。

2. 手术均需在具有专业经验的血友病中心（HTC）和多学科团队（MDT）的医疗机构实施。MDT成员应包括有血友病手术经验的相应科室的医师和专科护理人员、擅长出凝血疾病诊治的血液科医师、实验室凝血试验检验人员、物理康复科医师或理疗师等。

3. 有手术适应证者应首选择期手术，必要时行急诊手术。多部位病变的择期手术可根据手术大小、手术难度、患者耐受程度及医师的经验，选择同期或分阶段实施。

4. 手术前应根据手术的部位和范围、手术难度（表7-1）制订详细的多学科围术期管理计划，尤其是充分的凝血因子替代治疗方案、凝血功能和抑制物监测。

5. 手术时间应尽量安排在工作日前半周的上午进行，以便及时获得实验室（可在围术期监测凝血因子水平和抑制物）、药剂科（术前备足整个围术期所需的凝血因子制剂）和输血科的支持。

6. 术前应对患者进行静脉置管，以方便长时间输注凝血因子，输注方式可选择间断静脉输注，或酌情选择持续静脉输注。

7. 大手术时建议全身麻醉，尽量避免椎管内麻醉。

8. 手术开始前、术中和术后按手术大小给予适量和足疗程的凝血因子替代治疗或旁路治疗，轻型血友病 A 患者若 DDAVP 术前预试验治疗反应良好，可于围术期单用或配合使用 DDAVP，进行止血治疗。围术期可辅以氨甲环酸等止血药物治疗。

9. 术中要仔细缝合伤口，手术范围较大、闭合处及无效腔或空洞处有渗血时，可辅助使用局部止血增强剂（如纤维蛋白凝胶）控制渗血。术后建议放置引流管，局部加压包扎，尽量避免术后血肿的发生。

10. 手术中密切监测和控制疼痛，手术后可考虑使用合适的镇痛药物。由于存在出血风险，禁忌使用椎管内麻醉和硬膜外麻醉的镇痛技术。镇痛药物应避免使用可引起血小板功能障碍的环氧化酶-1（COX-1）抑制剂，可以选择对乙酰氨基酚（扑热息痛），还可选择 COX-2 抑制剂（塞来昔布、美洛昔康、尼美舒利等），并联合质子泵抑制剂，以避免胃肠黏膜损伤。必要时可考虑使用可待因、曲马多或吗啡等镇痛。

11. 凝血因子暴露日较少的患者因手术时大剂量凝血因子替代治疗可使抑制物产生的风险增加，术后应密切监测抑制物。

12. 根据手术类型和大小，酌情是否术后继续给予适当剂量的凝血因子直至康复。对于重型血友病患者，建议在手术恢复和出院后继续进行常规预防治疗。

13. 术后无须常规使用预防性药物抗凝，但应采用适当的物理方法预防血栓形成。

14. 骨科手术之前，物理康复科医师应根据患者的手术情况制订个体化的围术期的物理康复治疗方案（详见第十章）。

二、围术期 MDT 的协调

在血友病患者计划手术之前，MDT 相关成员之间应保持良好沟通，并明确一名协调员，保障 MDT 成员之间、MDT 成员与患者/家属之间的沟通顺畅，使手术准备、手术实施和术后康复计划都能够有效地执行。

在围术期的不同阶段，协调员的角色可能会在 MDT 成员之间发生转换，以确保在不同阶段 MDT 成员职责的顺利交接和治疗的连续性。通常，在术前阶段，血友病中心（HTC）的血液科医师或专职护士是最合适的协调员，尤其在帮助患者进行术前检查、联系专科会诊或组织MDT会诊等方面起着重要作用；而在围术期，外科医师应作为主要协调员；在术后患者康复阶段，物理康复科医师或治疗师可担负起协调员的工作。特殊情况下，协调者的角色也可能由患者当地的医师担任，并与HTC保持密切沟通。

MDT成员需要与患者/家属进行深入沟通，了解他们对手术的期望和顾虑，解释手术相关的程序、围术期计划、手术的潜在风险和获益，消除患者的顾虑和恐惧。

三、骨科手术

由于血友病患者的出血特点，涉及的骨科手术较多。关节病变的患者根据关节病变的程度（严重程度分级见表7-6）可选择性接受软组织松解术、截骨矫形术、关节置换术和关节融合术。假肿瘤形成的患者可择期接受假肿瘤切除术。多部位病变的患者有手术适应证时可根据手术大小、手术难度、患者耐受程度以及骨科医师的经验，选择一次性或分阶段实施手术。通过骨科手术，可以不同程度地改善患者的关节活动度，矫正畸形，缓解或消除疼痛，显著提高患者的生活质量。

表7-6 改良的Arnold-Hilgartner关节病变分级

分级	特 征
I级	软组织肿胀，提示关节积液和滑膜增厚，近关节部位常见骨量减少
II级	骨骺端增宽（过度生长），表面不平整，有小侵蚀，关节软骨间隙正常
III级	关节表面广泛侵蚀，关节软骨间隙变窄，近关节部位可见骨囊肿
IV级	可见III级的改变，关节软骨间隙完全消失，关节表面显著不平整有反应性骨硬化，股骨髁的边缘变方，常见半脱位

（一）关节血肿穿刺术

原则上，急性期关节出血的首要目标为尽快止血，应尽早进行足量凝血因子替代治疗，慎行关节穿刺术。

适应证：①足量凝血因子替代治疗24小时后症状未见改善，关节疼痛无法减轻；②存在累及肢体神经血管的危象。

注意事项：①在无凝血因子替代治疗、凝血因子水平不足的情况下禁行此手术；②有抑制物的患者必要时应在使用适当的止血药物下进行；③必须在无菌条件下进行，局部皮肤有感染者禁行此术；④穿刺时需使用16号以上粗针头；⑤穿刺后关节应该用轻微加压的方式全制动1小时，24～48小时内避免负重。

（二）滑膜切除术

分为放射性核素滑膜切除术和关节镜下滑膜切除术，首选前者。

适应证：①关节内长期反复出血、滑膜增生肥厚、关节肿胀，非手术治疗无效，凝血因子替代治疗难以控制出血复发的患者；②宜在关节尚处于Ⅰ、Ⅱ级病变时进行此术。

1. 放射性核素滑膜切除术　向关节腔内注射核素，利用其释放出的β和/或γ射线使关节滑膜、滑膜下静脉丛和滑膜下结缔组织发生纤维化，部分滑膜静脉闭塞，以达到减少关节出血的目的。由于 ^{32}P 仅释放穿透力弱的β射线且半衰期长（约14日），国内使用最多。

注意事项：以 ^{32}P 为例，分为术前、术中和术后。①术前，拍靶关节正、侧位X线片，有条件者可行MRI和/或关节超声，了解关节损毁情况；输注相应凝血因子使其水平达到50%。②术中，确保穿刺针达关节腔，必要时可注射示踪剂锝（ ^{99m}Tc ）予以确认，应尽量抽净关节液或积血；注射 ^{32}P 胶体，成人（或体重≥30kg者）的初始剂量为膝、髋关节37MBq（1.0mCi），踝、肘关节18.5MBq（0.5mCi），儿童（或体重＜30kg者）剂量减半；注入地塞米松2mg加生理盐水2～4ml；轻轻被动活动关节数次，使核素分布均匀，必要时可行关节显像，观察核素胶体分布情况；绷带加压包扎。③术后，患肢制动48～72小时，以减少出血和核素胶的外漏；可酌情补充凝血因子制剂，有条件者可给予1周的短期预防治疗；必要时可在术后7日开始物理治疗；随访观察有无核素渗漏、关节出血频率及活动范围的变化情况。

2. 关节镜下滑膜切除术　清除炎性滑膜，控制反复的关节内出血，保持关节活动度，避免关节软骨进一步破坏，降低进展性关节炎的发生，也可以避免切开手术引起的关节僵硬等并发症。无条件接受放射性核素滑膜切除术者可选择此手术。

注意事项：①围术期凝血因子替代治疗，术前使凝血因子水平达

50%～80%，术后继续替代治疗至少7日，维持凝血因子水平在30%～50%。②术中，主要探查富含滑膜部位，如髌上囊、内外间沟、髁间窝及后间室等，可直视下清理这些部位的滑膜；对关节软骨病损严重者，可行软骨面成形术；术毕对出血点应逐一射频电凝，避免术后血肿的形成。③术后，弹力绷带加压包扎10～14日，冰袋冷敷5～7日；术后24小时应用持续被动活动（continuous passive motion，CPM），1周内减少负重活动；在输注适量凝血因子0.5小时后可进行适当的康复训练。

（三）关节置换术

髋关节置换术和膝关节置换术有相同的适应证和禁忌证。

适应证：关节软骨完全破坏，同时发生骨性破坏，关节病变进入终末期，疼痛和功能障碍不能缓解者。不受年龄限制，尽可能使用生物型假体。

禁忌证：存在关节及其他部位感染，关节周围软组织条件较差，术后切口关闭有困难者。

髋关节置换术注意事项：①术前需要计划周全，根据骨骼大小、畸形状态和骨量选择合适的假体，骨量充沛的年轻患者，首选生物型假体；②针对髋臼骨缺损的状况，提前准备植骨材料、髋臼加强网及钽块等，防止术中准备不足，延长手术时间；③术者应熟悉髋关节置换的常规入路及扩展入路，以充分清理增生的纤维及滑膜组织，一般情况下后外侧入路即可完成手术；④术中建议多使用双极电刀，及时电凝止血，减少术中出血；⑤髋关节手术后常规放置引流管48小时。

膝关节置换术注意事项：①术前针对骨缺损的情况，提前准备用于修复骨缺损的模块或骨移植物；②需要骨水泥固定时，应使用含抗生素的骨水泥；③膝关节假体的选择主要取决于术者对患膝的评估，包括骨量缺损、力线偏移及稳定性等，术前可通过X线、CT等检查帮助术者选择合适的假体，而最关键的假体评估有赖于术中的最后评估；④术者应熟悉膝关节置换的常规入路及扩展入路，以充分清理增生的纤维及滑膜组织；⑤采用常规步骤适当松解内侧或外侧副韧带，以达到膝屈伸间隙平衡，使之既稳定又不至于太紧；⑥对于挛缩严重的病例，若软组织松解达不到平衡，则选择使用限制型假体；⑦对于铰链膝及其他限制型假体，股骨远端的暴露要充分，侧副韧带、关节囊及髌上囊区域的松解等都是为了获得良好的暴露以方便假体的植入；⑧由于血友病患者的髌骨厚度明显低于普通患者，不推荐常规髌骨置换，仅行髌骨骨赘去除及髌骨周围去神经化；⑨血友病患者人工关节植入物的寿命与普通人群基本相同，这取决于所使用的植入物类型、关节的肌肉骨骼病变的严重程度以及血友病护理团队的专业水平。

（四）软组织矫形手术

血友病患者常见的软组织畸形为肘、膝、髋关节屈曲挛缩畸形，跟腱挛缩及马蹄内翻足畸形，其中对患者行走和日常生活影响较大者为膝关节屈曲挛缩畸形、跟腱挛缩及马蹄内翻足畸形，必要时可进行软组织矫形手术，以消除畸形，改善疼痛，帮助和恢复患者的日常生活能力。

1. 膝关节屈曲挛缩畸形的手术治疗　①轻度畸形：若影像学证实血友病性关节炎不严重、关节病变分级为Ⅰ级或Ⅱ级、软骨破坏程度较轻，可采取麻醉下手法松解，夜间石膏或支具固定治疗，并结合物理治疗和康复功能锻炼。②中度畸形：若挛缩畸形为膝关节软骨与骨破坏所致，但破坏尚属中度，可行关节镜下关节清理加后关节囊松解术，结合手法松解治疗。③重度畸形：若关节病变分级Ⅲ级或Ⅳ级、骨破坏严重、疼痛明显、严重影响生活质量，可进行全膝关节置换术。④膝关节软组织挛缩畸形，而关节软骨较好，且手法松解失败者可行外固定牵张器逐渐矫正畸形。

2. 跟腱挛缩的手术治疗　①轻度挛缩：已影响行走功能，但未合并踝关节血友病性关节炎及足部畸形者可采用单纯跟腱延长术。注意采用经皮微创松解或跟腱延长的手术方式，术后结合石膏或支具固定的方法进行治疗；②重度挛缩：若未合并踝关节血友病性关节炎，可切开行跟腱延长术；若合并踝关节血友病性关节炎Ⅳ级、畸形明显、行走困难、严重影响生活，可进行踝关节融合术＋跟腱延长术；合并前后足畸形者可同时进行足部畸形截骨矫正；③中至重度挛缩：可行外固定牵张器矫正畸形，较安全，但存在治疗周期长、依从性差、针道感染等潜在问题。

（五）假肿瘤手术

血友病性假肿瘤是因软组织出血未及时治疗而导致间室内积血的一种严重并发症，严重者可累及骨骼，最常见于股骨和骨盆。临床常表现为无痛、质硬且与深部组织粘连的肿块。若治疗不及时，持续增大的假肿瘤可压迫邻近的神经血管，也可侵蚀骨骼造成骨破坏和骨缺损，引起病理性骨折。若假肿瘤破溃通过皮肤可形成窦道。

假肿瘤的治疗取决于其位置、大小、生长速度及对周围组织的影响。治疗方式包括凝血因子替代治疗和在此基础上的局部抽吸、引流、手术切除和截肢。

对有软组织出血和可能存在假肿瘤的患者，建议进行临床评估和影像学（超声、CT或MRI）确认。对早期形成的小假肿瘤（假膜形成前）和未进行常规预防治疗的患者，建议先给予短疗程（6～8周）凝血因子替代治疗，若假肿瘤缩小，可继续替代治疗4～6个月后重新评估。假肿瘤变小后更易行手术切除。

手术切除的适应证：①发生于软组织的较大假肿瘤；②非手术治疗无效，且出现皮肤坏死或神经血管压迫症状；③侵袭长骨，有可能发生病理性骨折；④非手术治疗无法阻止假肿瘤进展的儿童病例。

手术切除的注意事项：①应尽量将带有假膜的假肿瘤完整切除，否则易复发；②假肿瘤巨大而侵犯重要神经血管束，可考虑部分切除以减轻局部压力为主；③假肿瘤切除后可填塞凝胶海绵，术后需持续加压包扎；④术后引流，引流时间依引流量而定。⑤若术后短期内血肿复发，引流不畅，可超声引导下行血肿穿刺引流，必要时再次置管引流。

（六）截肢术

适应证：①假肿瘤体积巨大、破溃出血；②关节和邻近骨质破坏严重或合并病理性骨折；③神经血管损伤严重；④合并皮肤溃烂感染、组织缺损，经非手术治疗后感染控制困难、伤口不能愈合。

注意事项：术中应遵循截肢基本原则，严密止血。

（七）骨折手术

对于发生骨折的患者，建议立即使用凝血因子制剂或其他止血药物进行治疗，使用石膏或夹板固定，并给予冰敷治疗。凝血因子替代治疗需要维持足够高的凝血因子水平1周或更长时间，以预防肌肉软组织内的出血。需警惕发生骨筋膜室综合征风险，要密切进行临床监测。后续治疗应遵循一般骨折处理原则，根据骨折的部位、骨折类型和软组织条件以及血管神经损伤情况，可选择继续非手术治疗或在适当凝血因子替代保护下的手术治疗。

适应证：①新鲜骨折移位明显，经适当的非手术治疗失败的不稳定骨折，或移位明显的关节内骨折，或预计非手术治疗后功能很差的骨折；②非手术治疗或手术治疗失败后的陈旧性骨折或骨折不愈合，尤其复位不佳者；③因血友病假肿瘤造成病理性骨折，应考虑假肿瘤的部位和大小、周围软组织情况，进行假肿瘤切除或减容术＋植骨内固定术；④对于开放性或感染性骨折，可采用外固定架。

注意事项：应尽量避免骨折并发症的发生，预防骨筋膜间室综合征和继发缺血性肌挛缩，避免长时间外固定造成邻近关节活动严重受限及关节僵硬。在骨折稳定后适时开始物理康复治疗，恢复活动范围、肌肉力量和功能。一旦发生骨筋膜间室综合征，需及时在补充足量凝血因子下进行切开减压术。

四、非骨科手术

血友病患者的非骨科手术包括拔牙、包皮环切、胆囊切除、扁桃腺切除、肝活检、肿瘤切除等，只要给予适当的凝血因子替代治疗（表7-2）等止血措施，即可按照相应手术的常规进行手术。

以下仅列出某些非骨科手术类型的围术期处理要点，其他类型手术（如淋巴结活检、肿瘤切除、心脏搭桥等）可参照表7-1、表7-2，根据手术大小和难度制订适当的围术期止血方案。

（一）有创性牙科操作

有些牙科操作出血风险较小，一般无须输注凝血因子，如多数牙齿充填和牙齿清洁治疗，必要时可在应用氨甲环酸等抗纤溶药物后进行。但在进行拔牙或其他出血风险较大的手术或操作（如种植、牙龈活检、牙槽神经阻滞麻醉等）时，需在术前输注凝血因子，使其水平提高至50%以上，并可同时口服氨甲环酸1g；还可根据术中具体情况采用其他局部止血措施，如缝合伤口、应用潮湿纱布直接按压出血点，或局部应用肾上腺素、凝血酶、纤维蛋白凝胶等止血。必要时可在术后重复给予1次凝血因子替代，并继续口服或局部使用氨甲环酸数天至完全止血。

术后3～5日应进软食、避免用力漱口。一旦发生口腔局部出血不止、形成血肿、说话或呼吸困难等症状，应及时就诊。

（二）包皮环切手术

建议包皮环切手术开始时凝血因子水平需达70%～100%。术中应注意电凝所有出血点，也可以局部使用纤维蛋白凝胶止血。术后维持凝血因子水平＞50%至少2～3日，然后维持凝血因子水平＞30%，用药4～8日，可联合使用氨甲环酸。

（三）肝活检

肝活检应视为大手术，术前凝血因子水平应提高至70%～100%。建议活检后卧床休息8～12小时，术后替代治疗至少持续3日，可同时使用氨甲环酸。

（四）扁桃腺切除术

对接受扁桃腺切除术的患者，术前凝血因子水平应提高至70%～100%，术后应继续替代治疗7～10日，可同时使用氨甲环酸。

（五）前列腺切除术

前列腺切除术应视为大手术，术前凝血因子水平应提高至70%～100%。因术后出血风险增加，凝血因子替代治疗应至少持续14日。

（王书杰　翁习生　陈　滨　赵永强）

参 考 文 献

［1］中华医学会骨科学分会，中华医学会血液学分会血栓与止血学组. 中国血友病骨科手术围术期处理专家共识［J］. 中华骨与关节外科杂志，2016，9（5）：361-370.

［2］Escobar MA，Brewer A，Caviglia H，et al. Recommendations on multidisciplinary manage-mentofelectivesurgery in people with haemophilia［J］. Haemophilia，2018，24（4）：693-702.

［3］WFH Guidelines for the Management of Hemophilia，3rd edition［J］. Haemophilia，2020，26（S6）：1-158.

［4］Nordic Hemophilia Guidelines，2020，yearly update available at：www.nordhemophilia.org.

［5］中华医学会血液学分会血栓与止血学组，中国血友病协作组. 血友病治疗中国指南（2020年版）［J］. 中华血液学杂志，2020，41（4）：265-271.

［6］Preijers T，Schütte LM，Kruip MJHA. Strategies for Individualized Dosing of Clotting Fac-torConcentrates and Desmopressin in Hemophilia A and B［J］. Ther Drug Monit，2019，41（2）：192-212.

［7］国家药典委员会. 中华人民共和国药典临床用药须知［M］. 北京：中国医药科技出版社，2015：1153-1154.

［8］Kitchens CS，Kessler CM，Konkle BA，et al. Consultative Hemostasis and Thrombosis［M］. 4th Edition. Elsevier Inc，2019：696-699.

第八章

输血相关并发症及其治疗

20世纪30年代，输血治疗用于血友病，50年代血浆用于治疗血友病，60年代使用冷沉淀治疗血友病。70年代以后，血浆源性FⅧ和FⅨ浓缩物应用于血友病的治疗，之后基因重组FⅧ、FⅨ和活化重组FⅦ产品也用于血友病的治疗。随着凝血因子制品的不断发展，血浆和冷沉淀不再是血友病治疗的一线产品。但血友病患者因为容易出血，输注成分血和血浆源性制剂的机会远高于普通人，病毒感染的机会也明显高于正常人。

结合国内外与血友病相关的指南、专家共识，制定输血传播疾病的管理指南如下。

一、概述

输血传播疾病主要包括输血后肝炎病毒感染、输血后人类免疫缺陷病毒（HIV）感染以及输血后其他病毒和病原体感染等。输血后其他病毒和病原体感染包括梅毒螺旋体、朊病毒、Ⅰ型和Ⅱ型人类T淋巴细胞病毒、EB病毒、巨细胞病毒、B19微小病毒、寄生虫和细菌污染。20世纪60年代末和70年代，凝血因子浓缩物的引入彻底改变了血友病患者的生活，降低了与他们的疾病相关的发病率和死亡率。据估计，在20世纪70年代末，使用凝血因子浓缩物治疗的血友病患者的预期寿命接近正常人群。不幸的是，病毒性肝炎和HIV感染的发生导致影响血友病患者生活的新问题。

过去血友病患者经常输注血浆、冷沉淀或血浆源性凝血因子，更容易受到源于血浆的感染性疾病威胁。凝血因子浓缩物从捐献的血浆池中制备，在病毒灭活之前，血浆捐献者中存在的任何感染都可能传染给接受者。1985年开始采用病毒灭活技术显著降低了病毒感染的风险，尽管早期的病毒灭活技术并不完善，但是通过凝血因子制品传播的病毒感染得到了控制。目前国内血友病患者输注血浆和冷沉淀治疗的日益减少，血浆源性凝血因子浓缩物安全性也有了很大提高。这些举措都显著提高了血液制品的安全性。我国目前血液制品病毒灭活技术有了很大进展，包括巴氏灭菌法、热处理法、溶媒/去污处理法等，而且所有的血浆产品现在都必须通过两种不同的过程来灭活病毒；同时对供血者也进行更严格的筛选，包括更严格的献血者健康检查和血液检验中增加病毒核酸检测等。

英国的输血严重危害系统（Serious Hazards of Transfusion，SHOT），到2019年累计的数据共23 341例，其中输血传播疾病仅占很少一部分。随着对献血者血液检验的日趋完善，并且开展核酸检测缩短窗口期，输血传播疾病的风险显著下降。

二、输血传播疾病

输血传播疾病主要包括输血后肝炎病毒感染、输血后HIV感染以及输血后其他病毒和病原体感染等。

（一）输血后肝炎病毒感染

病毒性肝炎是血友病人群高发病率和死亡率的主要原因。10%～20%感染乙型肝炎病毒（HBV）或者丙型肝炎病毒（HCV）的血友病患者将发展为肝硬化，其中部分人最终发展成肝细胞癌。欧美联合调查后发现血友病患者肝细胞癌的自然发生率为3.2/10万，比一般人群发病率高30倍。

流行病学、血清学、临床和组织学研究证实，HCV是血友病患者慢性肝病的主要病因。若反复使用未经过热处理的凝血因子浓缩物，HBV和HCV的感染率很高。以前重型血友病A或者血友病B患者终身需要周期性输注血浆成分，因此对于输注冷沉淀或者血浆的人来说，患病毒性肝炎的风险远高于普通人。随着病毒灭活工艺的使用，检测HBV的方法也越来越敏感，到20世纪80年代中期输血感染HBV已经大为减少，但是用PCR方法仍然能够检测到FⅧ浓缩物中的HCV RNA。HCV的高感染率延续到1989年，在采用了更为严格的病毒灭活措施并应用敏感的检测抗HCV抗体的方法后，显著降低了冷沉淀和血浆的感染风险。现在凝血因子浓缩物通过原料血浆检疫期管理制度和病毒灭活，基本上可以避免肝炎病毒感染。

HBV感染的治疗目标是最大限度地长期抑制HBV复制，减轻肝细胞炎症坏死及肝脏纤维组织增生，延缓和减少肝衰竭、肝硬化失代偿、肝癌和其他并发症的发生，改善患者生活质量，延长生存期。

HCV感染的治疗目标是清除HCV，获得治愈，清除或减轻HCV相关肝损伤和肝外表现，逆转肝纤维化，阻止进展为肝硬化、失代偿期肝硬化、肝衰竭或肝癌，提高患者的长期生存率，改善患者生活质量，预防HCV传播。

具体治疗方案参考中国肝炎防治指南。

（二）输血后HIV感染

美国2004年的数据显示，血友病患者感染HIV的有9000余例，其中约半数感染者通过治疗存活。这些患者大多数同时合并HCV感染，观察发现合并感染HIV的HCV肝病会更快地发展为肝硬化。HIV会加速慢性肝病向肝衰竭的发展，使患者更容易发生肝硬化和慢性肝衰竭，增加HCV合并感染患者的死亡率。

国内的血友病患者早期得不到良好的治疗，很少能及时输注凝血因子，感染HIV的机会较少。近年来国内凝血因子逐渐广泛应用，现在不论是血浆提取的凝血因子，还是基因重组的凝血因子，都有很高的安全性。因此国内血友病患者合并HIV感染的病例数远低于欧美国家。

HIV感染的治疗目标是降低HIV感染的发病率和病死率、减少非艾滋病相关疾病的发病率和病死率，使患者获得正常的期望寿命，提高生活质量；最大限度地抑制病毒复制，使病毒载量降低至检测下限，并减少病毒变异；重建或者改善免疫功能；减少异常的免疫激活；减少HIV的传播，预防母婴传播。具体治疗方案参见中国艾滋病诊疗指南。

在抗病毒治疗过程中应定期进行临床评估和实验室检测，以评价治疗的效果，及时发现抗病毒药物的不良反应，以及是否产生病毒耐药性等，必要时更换药物以保证抗病毒治疗的成功。

（三）输血后其他病毒和病原体感染

1. *梅毒螺旋体感染*　梅毒螺旋体主要通过性接触传播，也可经血液传播。早期梅毒传染性较大，是主要的传染源，晚期梅毒传染性较小。梅毒螺旋体为厌氧微生物，在体外比较脆弱，对热敏感，48℃仅能存活半小时，但在低温冷冻下可存活数年并保持致病力。全国性病疫情报告资料显示，梅毒传播主要是以非婚性接触为主，经血液传播仅占0.03%，目前随着血液检测技术的进步，血液制品传播梅毒的风险很低。

2. *朊病毒感染*　变异型克－雅病（variant Creutzfeldt-Jakob disease，vCJD）是1996年在英国被发现，病原体是与牛海绵状脑病有关的朊病毒。2004年英国对输注15名vCJD患者血液成分的48人进行分析，其中一个受血者在输注vCJD患者红细胞后6.5年出现该病症状。英国从2001年开始对血友病患者进行vCJD的监控，目的是记录暴露于涉及vCJD批次的凝血因子制品的程度，并分析有关的活检及尸检结果，报告可能的和确诊的血友病群体中的vCJD患者。该项研究是一个长期工作，研究结果也为将来评估血浆制品传播vCJD提供依据。

3. 新增病毒 新的病毒在不断被发现，是否会通过输血传播仍然未知。从2020年开始的新型冠状病毒肺炎疫情目前在国内得到有效控制，且尚无新型冠状病毒肺炎通过血液或成分输血传播的证据。但我们也不能排除新增输血传播病毒的风险，这就需要我们合理用血，严格按照适应证用血，减少不必要的输血。

>>>推荐：

1. 常见的血液传播性病毒为HIV、HCV、HBV等。这些病毒感染后，除可能导致免疫缺陷和肝硬化外，还可增加肿瘤的发生率。建议定期进行病毒血清学筛查，一旦患相关感染，患者应在血友病综合关怀团队的指导下进行相应抗病毒治疗。

2. 随着对献血者血液检验的日趋完善，并且开展核酸检测缩短窗口期，输血传播疾病的风险显著下降，但输注血浆和冷沉淀仍然不能完全排除感染风险。

3. 为降低输血传播疾病风险，血友病A患者的替代治疗只有在无基因重组FⅧ产品或病毒灭活的血浆源性FⅧ浓缩物时，才选用冷沉淀或新鲜冰冻血浆进行治疗；血友病B患者的替代治疗在无基因重组FⅨ产品、血浆源性FⅨ浓缩物或PCC时，才选用新鲜冰冻血浆、冰冻血浆和去冷沉淀冰冻血浆进行治疗。

4. 通过规范的替代治疗，可以减少血友病患者的输血需求。血友病患者的手术用血，在有效的替代治疗下，需要输血的量与非血友病患者相似（见表7-3）。

5. 感染的治疗由血友病综合关怀团队中的感染科专家负责，具体治疗方案可以参考中国肝炎防治指南和中国艾滋病诊疗指南。

（房云海　张心声）

参 考 文 献

［1］中华医学会血液学分会血栓与止血学组，中国血友病协作组. 血友病治疗中国指南（2020年版）［J］. 中华血液学杂志，2020，41（4）：265-271.

［2］中华医学会血液学分会血栓与止血学组，中国血友病协作组. 血友病诊断与治疗中国专家共识（2017年版）［J］. 中华血液学杂志，2017，38（5）：364-370.

［3］中华医学会感染病学分会艾滋病丙型肝炎学组，中国疾病预防控制中心. 中国艾滋病诊疗指南（2018版）［J］. 协和医学杂志，2019，10（1）：41-63.

［4］中华医学会肝病学分会，中华医学会感染病学分会. 丙型肝炎防治指南（2019年版）［J］. 中华传染病杂志，2020，38（1）：9-28.

［5］中华医学会感染病学分会，中华医学会肝病学分会. 慢性乙型肝炎防治指南（2019年版）［J］. 中华传染病杂志，2019，37（12）：711-736.

［6］Bolton-Maggs PH，Cohen H. Serious Hazards of Transfusion（SHOT）haemovigilance and progress is improving transfusion safety［J］. Br J Haematol，2013，163（3）：303-314.

［7］Brackmann SA，Gerritzen A，Oldenburg J，et al. Search for intrafamilial transmission of hepatitis C virus in hemophilia patients［J］. Blood，1993，81（4）：1077-1082.

［8］Fritsma MG. Use of blood products and factor concentrates for coagulation therapy［J］. Clin Lab Sci，2003，16（2）：115-119.

［9］Llewelyn CA，Hewitt PE，Knight RSG，et al. Possible transmission of variant Creutzfeldt-Jakob disease by blood transfusion［J］. Lancet，2004，363（9407）：417-421.

［10］Lee CA，Berntorp EE，Hoots WK. Textbook of Hemophilia［M］. London：Wiley Blackwell，2014.

第九章

疼痛管理

目前，疼痛已经成为血友病患者临床治疗的重要部分。有研究报道，50%的成人血友病患者会发生疼痛，其中89%患者的疼痛已经影响正常生活。慢性疼痛显著降低了血友病患者的生活质量，影响患者的精神健康。对于血友病患者疼痛的评估、预防和管理是临床治疗中需要关注的问题。

第一节　概　　述

痛觉被定义为实际或潜在组织损伤产生的不愉快的有害的刺激通过脊髓传到中枢神经系统的各个区域，从而产生生理上的痛觉和相关的负性情绪体验。疼痛可分为伤害性、保护性和病理性疼痛3种类型。当疼痛感受器受到达动作电位阈值的刺激后产生神经冲动，沿着初级传入神经纤维传递到中枢神经系统。同时痛觉又与某些细胞内外分子信使相关，当组织损伤后释放出前列腺素和神经肽等分子，激活伤害感受器，损伤部位分泌的炎症介质进一步刺激伤害感受器激活，通过兴奋性神经递质谷氨酸传递信号，并通过神经纤维传递到脊髓背角，发送到不同的大脑区域。

疼痛分为急性疼痛和慢性疼痛。急性疼痛主要起源于伤害感受器，其目的是防止组织进一步损伤。慢性疼痛主要由于持续性刺激造成伤害感受器持续放电，神经元的敏感性和可塑性的增加导致外周和中枢神经系统敏感化，导致痛阈降低和痛觉过敏。长期暴露于有害刺激下会导致炎症性或神经性疼痛，造成神经元不可逆的结构改变。

第二节　疼痛的病因及分类

有研究报道，血友病患者的疼痛可分为慢性疼痛（58%）、急性疼痛（33%）、术后疼痛（21%）及输液引起静脉通路疼痛（10%）等。急性疼痛主要由关节、肌肉及深部组织出血引起。在出血急性期，血液对局部组织、血管、神经产生局部压迫、刺激，造成局部炎症，从而产生明显的疼痛。慢性疼痛主要由于血友病关节病引起。关节内出血占重型血友病患者出血事件的90%以上，常见于膝、踝、肘等大关节。关节滑膜组织血管丰富，血友病患者因凝血途径异常，当暴露于强烈的机械力下，关节滑膜易出血。滑膜细胞可以清除关节腔内的血液残余物，而关节腔内反复出血，滑膜的清洁能力逐渐减弱，铁代谢不平衡导致血液中的铁以含铁血黄素的形式沉积于滑膜表层，导致滑膜炎症、增生及血管生成等变化。新生血管的质量和稳定性会加重关节出血的风险，造成恶性循环，最终导致慢性滑膜炎。

血友病患者关节软骨退变破坏机制复杂，是滑膜炎、血液直接刺激和机械应力综合作用的结果。关节出血引起的铁沉积激活局部免疫系统，刺激血管生成，并通过招募更多的单核细胞、巨噬细胞、中性粒细胞和活化T细胞，促进更多破坏软骨的炎症因子（IL-1、IL-6、TNF-α等）释放。此外，关节内反复出血会增加关节表面的摩擦系数，使关节更容易受到机械应力的损伤。长期血液暴露会导致骨改变，可表现为软骨下骨囊肿形成、骨赘形成、骨骺增大、严重的骨质流失和骨质疏松及关节局部骨质破坏。慢性滑膜炎、关节软骨退变及骨破坏最终造成血友病性关节病及血友病患者慢性疼痛。

第三节　血友病患者疼痛管理

一、疼痛评分

目前尚无血友病患者标准化疼痛评分量表，对于儿童疼痛评分，可采用Wong-Baker脸谱评分法。对于成人血友病患者，可以采用数字评分量表（NRS）、视觉模拟量表（VAS）、麦吉尔疼痛问卷（MPQ），以及生活质量评分如SF-36生活质量工具（QOL）等。有部分研究对血友病患者疼痛通过"生物-心理-社会"的模式设计了综合性评估量表，如多维血友病疼痛问卷（MHPQ）、疼痛-功能损害-生活质量评分（P-FiQ），这些评分量表对血友病患者长期疼痛的管理效果起到了很好的评价作用。

二、镇痛药物选择

对于血友病患者镇痛药物的选择，应遵循WFH推荐的三阶梯治疗原则。首先选用乙酰氨基酚/对乙酰氨基酚，若使用无效，可采用COX-2抑制剂如塞来昔布或者乙酰氨基酚联合可待因/曲马多进行镇痛治疗，最后无效可选用强阿片类如吗啡缓释片。长期应用非甾体抗炎药（nonsteroidal anti-inflammatory drug，NSAID）如布洛芬、双氯芬酸等，会引起血小板功能障碍、出血、胃肠道不良反应等，除选择性COX-2抑制剂（塞来昔布等），NSAID均不适用于血友病患者的镇痛，高血压及肾功能不全患者应慎用COX-2抑制剂。在使用镇痛药物时应进行定期监测，一般不建议血友病患者长期使用镇痛药物，长期使用可能会导致成瘾性及肝肾功能不全等。滥用镇痛药物缓解慢性疼痛也会造成血友病患者生活质量低下（表9-1）。

表9-1　血友病患者疼痛管理三阶梯原则

阶梯	血友病患者疼痛管理策略
一	乙酰氨基酚/对乙酰氨基酚
二	COX-2抑制剂（如塞来昔布、美洛昔康、尼美舒利等） 或乙酰氨基酚/对乙酰氨基酚＋可待因（3～4次/日） 或乙酰氨基酚/对乙酰氨基酚＋曲马多（3～4次/日）
三	吗啡，使用缓释制剂和速效制剂，如速效制剂使用超过4次/日，则增加缓释制剂使用

注：①依次弟选择药物，即一阶梯药物无效，选用二阶梯药物，以此类推；②如果由于任何原因导致药物已经停用一段时间，已经服用并耐受高剂量麻醉药物的患者，应在医师的监督下从小剂量开始重新服药或使用较弱的镇痛药；③高血压和肾功能不全的患者应谨慎使用COX-2抑制剂。

三、急性疼痛管理

急性疼痛主要是由于局部组织出血压迫引起（如血栓性关节炎、肌肉血肿等），及时予以凝血因子替代治疗及有效的镇痛是疼痛管理的关键。凝血因子输注剂量应足以使患者的凝血因子水平升高到止血的水平。若患者出血症状持续未缓解，建议12～24小时后再次给药。急救时可采取PRICE原则，即保护、休息、冰敷、压迫、抬高，减少局部出血。相关文献表示，对于血友病患者急性大量血肿，可行关节穿刺抽吸血肿缓解患者疼痛。局部穿刺必须在凝血因子水平至少保持在30%～50%进行，且应注意穿刺有引起感染的风险。但关节穿刺相关文献较少，一般不作为首选治疗方法。相关研究显示，冰敷可能会抑制局部凝血，但一项多中心研究表明，冰敷仍是缓解疼痛的有效方法。急性腹部或腹膜后出血可伴腹痛和腹胀，易被误诊为外科急腹症，在治疗过程中需注意鉴别。

四、血友病性关节病管理

血友病患者慢性疼痛主要由血友病性关节病引起，最常见于踝关节，其次见于膝关节、肘关节等。定期预防性使用凝血因子可以减少关节微出血概率，改善血友病患者关节健康，减轻患者疼痛。有研究显示，对于血友病慢性骨关节炎患者，使用NSAID如塞来昔布等缓解疼痛的效果优于对乙酰氨基酚/乙酰氨基酚。与NSAID相比，曲马多由于不会引起胃肠道反应，也逐渐用于血友病患者的慢性关节疼痛。有相关研究显示，在关节腔内注射透明质酸等黏液补充剂对缓解血友病患者慢性关节痛具有短期的获益。

血友病性关节病患者物理治疗的具体目标包括减轻疼痛、关节活动度恢复、预防肌肉萎缩，以及改善功能、减少关节出血频率和改善生活质量。一项荷兰的研究报道，血友病患者运动损伤与疾病严重程度、运动参与、每周运动频率、年龄无关。适当的体育锻炼可减少血友病患者对疼痛的认知，非接触性运动（如游泳、散步、慢跑、高尔夫球、羽毛球、射箭、自行车、划船、帆船和乒乓球等）会减少患者出血频率，运动带来的体重减轻会减少关节负担，同时运动可减少患者对镇痛药物的依赖，有利于患者的心理健康。体育锻炼可增加关节腔内滑液的产生，增加营养物质向软骨扩散，减少关节退变的过程，防止严重骨关节损伤。阻力训练可以提高关节周围的肌肉力量，减少骨丢失，促进软骨润滑，从而减少关节僵硬和疼痛。由于关节新生血管的稳定性差，高强度和碰撞运动（如足球、曲棍球、橄榄球、拳击和摔跤）反而会造成关节腔内再次出血，加重患者的关节病。体育锻炼和康复是长期过程，可进行指导式的家庭锻炼，避免高强度运动的损伤。除家庭锻炼外，物理疗法干预如手动疗法、等长锻炼、拉伸和强化锻炼，可减少疼痛介质的释放，从而缓解疼痛，通过刺激机械感受器抑制疼痛纤维，并激活下行通路，降低血友病性关节病患者的疼痛程度。

五、静脉治疗疼痛管理

血友病患者需长期静脉输注凝血因子制剂以预防或治疗出血，但多次反复地静脉穿刺会造成局部渗漏、局部皮肤擦伤及血管内血栓形成，部分患者静脉穿刺困难（如静脉状况差、肥胖、儿童等）会加重患者穿刺疼痛。对于静脉穿刺困难的患者，可更换有经验的护士进行静脉穿刺，或采用红外可视化技术、B超引导下穿刺等提高静脉穿刺成功率。对于有瘢痕静脉的儿童和成人，可采用中心静脉置管（如PICC），但中心静脉置管会增加感染的风险，护理费用较高，且在中心静脉穿刺过程中会造成气胸、出血、心律失常等并发症。放置中心静脉置管前需评估血友病患者FⅧ水平、FⅧ抑制物水平，血小板计数等，避免置入后局部发生血肿的风险，PICC一般可保持6个月至1年，一旦出现局部感染、渗漏等，需及时拔管。伴静脉通道疼痛的患者，可应用局部麻醉剂喷雾或乳膏缓解疼痛。

六、手术疼痛管理

血友病性关节病患者由于慢性滑膜炎、反复关节出血和关节畸形导致的慢性疼痛，可通过外科手术（如放射性神经切除术、滑膜切除术、关节置换术、关节融合术等）解决。在接受手术前，应预防性使用凝血因子浓缩物，理想的术前因子水平为80%～100%，对于伴抑制物形成的血友病患者，应在术前按90～120μg/kg输注rFⅧa。在手术前，血液科医师、手术医师及麻醉科医师应做好患者术前评估，评估患者对阿片类药物的耐受性，选择合适的镇痛药物，手术时应避免神经阻滞麻醉。术后应实施疼痛管理计划，避免肌内注射镇痛药物，最初可给予麻醉性镇痛药，然后口服阿片类药物，疼痛减轻时，可选用乙酰氨基酚或对乙酰氨基酚。术后定期服用镇痛药物有助于更稳定的镇痛效果。

七、口腔管理

由于牙龈周围血供丰富，对于血友病患者，一些轻微的创伤，如刷牙、进食或感染造成的创伤也会导致牙龈出血。部分血友病患者通过减少刷牙的频次来减少牙龈出血，大部分口腔医师对出血性疾病患者口腔治疗经验有限，更加重龋齿、牙龈炎、牙周炎发生的可能性，造成血友病患者口腔疼痛。有研究显示，与健康儿童相比，血友病儿童乳牙期的牙齿健康状况更好，龋齿的发生率更低，可能与患儿家属对口腔健康重视程度相关。因此，从小培养血友病患者对口腔健康的管理十分重要，建议使用柔软或中等质地的牙刷和含氟牙膏每日刷牙2次以清除牙菌斑；刷牙后，牙膏不应冲洗，而是吐出，以最大限度地利用氟化物；应鼓励使用牙线或齿间刷，以确保牙菌斑完全清除。对于已经患有牙周疾病的患者，疼痛时可选用乙酰氨基酚/对乙酰氨基酚进行镇痛，同时至专业的口腔门诊就诊。在口腔手术中使用全身或局部使用抗纤溶药物（如氨甲环酸等）或以漱口水形式直接应用于伤口可减少手术出血。

八、心理管理

有研究显示，血友病患者疼痛的严重程度和焦虑之间存在联系，在进行血友病患者疼痛管理时，应更加注意关注患者的心理健康状况。同时，可采用辅助治疗方式，如催眠、冥想、分散注意力、音乐治疗、心理干预缓解患者的慢性疼痛。

>>>推荐：

1. 对于血友病患者的急慢性疼痛，推荐采用与年龄相适应的疼痛评估工具判断疼痛的病因并采取适当的镇痛措施。

2. 静脉通路处的疼痛可以在局部采用麻醉喷剂或乳膏外用镇痛。

3. 关节或者肌肉出血所致急性疼痛，推荐立即采用凝血因子替代治疗，适当使用镇痛药物，同时辅以局部制动、压迫或者夹板治疗（必要时）。

4. 对于术后疼痛，建议应与麻醉或者疼痛专家相互协商制订合适的镇痛方案；推荐在适当的情况下采用静脉吗啡或者其他麻醉镇痛药，然后改为口服阿片类药物（如曲马多、可待因、氢可酮等）或乙酰氨基酚/对乙酰氨基酚减轻疼痛。应注意，除乙酰氨基酚/对乙酰氨基酚外，其他类型的NSAID应避免使用，同时肌内注射的给药方式应避免。

5. 对于慢性血友病性关节病所致疼痛，推荐功能锻炼同时适当使用镇痛药；加强疼痛管理教育，包括使用辅助性镇痛措施如沉思、分散注意力、减压或者音乐疗法等；推荐使用乙酰氨基酚/对乙酰氨基酚、曲马多或吗啡等药物镇痛；对于慢性致残性疼痛，需要骨科专家评估并考虑骨科手术治疗。应注意，可待因禁止用于12岁以下儿童；避免使用其他类型NSAID；注意镇痛药物长期使用的成瘾问题、脏器功能损害的副作用等。

6. 牙痛或者面部疼痛，推荐采用合适镇痛方法并需要口腔科专家进一步评估。

（郑昌成　杨林花　吴竞生）

参 考 文 献

[1] Auerswald G, Dolan G, Duffy A, et al. Pain and pain management in haemophilia [J]. Blood Coagul Fibrinolysis, 2016, 27（8）: 845-854.

[2] Dinakar P, Stillman AM. Pathogenesis of Pain [J]. Semin Pediatr Neurol, 2016, 23（3）: 201-208.

[3] van Vulpen LFD, Holstein K, Martinoli C. Joint disease in haemophilia: Pathophysiology, pain and imaging [J]. Haemophilia, 2018, 24（S6）: 44-49.

[4] Tagliaferri A, Franchini M, Rivolta GF, et al. Pain assessment and management in haemophilia: A survey among Italian patients and specialist physicians [J]. Haemophilia, 2018, 24（5）: 766-773.

[5] Rodriguez-Merchan EC. Articular Bleeding in Hemophilia [J]. Cardiovasc Hematol Disord Drug Targets, 2016, 16（1）: 21-24.

[6] Zhu H, Meng Y, Tong P, et al. Pathological mechanism of joint destruction in haemophilic arthropathy [J]. Mol Biol Rep, 2021, 48（1）: 969-974.

[7] Paredes AC, Costa P, Almeida A, Pinto PR. A new measure to assess pain in people with haemophilia: The Multidimensional Haemophilia Pain Questionnaire（MHPQ）[J]. PLoS One, 2018, 13（11）: e0207939.

[8] Krüger S, Hilberg T. Understanding the pain profile in patients with haemophilia: Impaired descending pain inhibition as measured by conditioned pain modulation [J]. Haemophilia, 2020, 26（2）: 236-242.

[9] Rambod M, Forsyth K, Sharif F, et al. Assessment and management of pain in children and adolescents with bleeding disorders: a cross-sectional study from three haemophilia centres [J]. Haemophilia, 2016, 22（1）: 65-71.

[10] Srivastava A, Santagostino E, Dougall A, et al. WFH Guidelines for the Management of Hemophilia, 3rd edition [J]. Haemophilia, 2020, 26（S6）: 1-158.

[11] Visweshwar N, Zhang Y, Joseph H, et al. Chronic pain in patients with hemophilia: is it preventable? [J]. Blood Coagul Fibrinolysis, 2020, 31（6）: 346-352.

[12] Rodriguez-Merchan EC. Treatment of musculo-skeletal pain in haemophilia [J]. Blood Rev, 2018, 32（2）: 116-121.

［13］Guillon P，Makhloufi M，Baillie S，et al．Prospective evaluation of venous access difficulty and a near-infrared vein visualizer at four French haemophilia treatment centres［J］．Haemophilia，2015，21（1）：21-26．

［14］Buckley B，Dreyfus J，Prasad M，et al．Burden of illness and costs among paediatric haemophilia patients with and without central venous access devices treated in US hospitals［J］．Haemophilia，2018，24（3）：e93-e102．

［15］Sackstein P，Cooper P，Kessler C．The role of total ankle replacement in patients with haemophilia and end-stage ankle arthropathy：A review［J］．Haemophilia，2021，27（2）：184-191．

［16］Escobar MA，Brewer A，Caviglia H，et al．Recommendations on multidisciplinary management of elective surgery in people with haemophilia［J］．Haemophilia，2018，24（5）：693-702．

［17］Yazicioglu I，Deveci C，Çiftçi V，et al．Parent's report on oral health-related quality of life of children with haemophilia［J］．Haemophilia，2019，25（2）：229-235．

［18］Bajkin B，Dougall A．Current state of play regarding dental extractions in patients with haemophilia：Consensus or evidence-based practice? A review of the literature［J］．Haemophilia，2020，26（2）：183-199．

［19］Versloot O，Timmer MA，de Kleijn P，et al．Sports participation and sports injuries in Dutch boys with haemophilia［J］．Scand J Med Sci Sports，2020，30（7）：1256-1264．

［20］Schäfer GS，Valderramas S，Gomes AR，et al．Physical exercise，pain and musculoskeletal function in patients with haemophilia：a systematic review［J］．Haemophilia，2016，22（3）：e119-e129．

［21］Tat AM，Can F，Tat NM，et al．The effects of manual therapy and exercises on pain，muscle strength，joint health，functionality and quality of life in haemophilic arthropathy of the elbow joint：A randomized controlled pilot study［J］．Haemophilia，2021，27（3）：e376-e384．

［22］Kempton CL，Recht M，Neff A，et al．Impact of pain and functional impairment in US adults with haemophilia：Patient-reported outcomes and musculoskeletal evaluation in the pain，functional impairment and quality of life（P-FiQ）study［J］．Haemophilia，2018，24（2）：261-270．

［23］Paredes AC，Costa P，Fernandes S，et al．Effectiveness of hypnosis for pain management and promotion of health-related quality-of-life among people with haemophilia：a randomised controlled pilot trial［J］．Sci Rep，2019，9（1）：13399．

［24］Langley AR，Stain AM，Chan A，et al．Experience with central venous access devices（CVADs）in the Canadian hemophilia primary prophylaxis study（CHPS）［J］．Haemophilia，2015，21（4）：469-476．

第十章

康复与物理治疗

出血是血友病患者最主要的临床表现，骨骼肌肉系统出血最常见，占总出血事件的80%～90%。骨关节系统反复出血后造成的功能障碍是血友病患者残疾的最主要原因，严重影响患者的活动能力和生活质量。以功能恢复和功能维持为目的的康复医学，在血友病患者的综合管理中发挥重要作用。康复医学的治疗体系包括物理治疗（理疗与运动）、作业治疗（手功能及日常生活活动能力训练、认知功能训练、自助具的使用）、言语吞咽治疗、矫形支具的使用和心理治疗。在血友病患者的康复治疗中，物理治疗使用最多，其次是作业治疗及矫形支具的使用，如果发生中枢神经系统出血，也会涉及言语治疗。而康复评估是一切康复治疗的基础。本章将从功能评估、康复治疗、安全运动三方面进行详述。

第一节　功能评估

定期给血友病患者进行功能评估，可用于追踪单个患者的病程，并为制订或调整预防治疗方案以及处理关节病变提供依据；也可以对一组患者的关节健康状况进行量化，评估医疗质量，调整医疗资源；还可用于科学研究。在过去的几十年中，已有多种专门用于血友病患者的评估工具经过了信效度验证，并得到广泛应用。血友病患者的功能评估应在器官水平、个体水平和社会参与水平三个层面，分别就结构与功能、个体活动性和参与能力进行评估。具体评估内容、方法及评估工具的优缺点，详见第十一章功能评估。

第二节　康复治疗

康复治疗可以促进血友病患者关节积血和肌肉血肿的吸收，减轻和消除滑膜炎症，维持和改善关节活动范围，维持正常肌纤维长度，维持和增强肌肉力量，提高本体感觉和平衡功能，达到预防、减轻、逆转血友病患者功能障碍的目的，提高日常生活活动能力和生活质量。康复治疗包括物理治疗、作业治疗、言语吞咽治疗和矫形支具的使用，是血友病综合治疗的重要组成部分。

一、急性（关节/肌肉）出血后的康复治疗

尽管各种指南均推荐急性出血后进行物理治疗，但目前急性出血后物理治疗的时机和康复策略类型的客观证据还非常有限。急性（关节/肌肉）出血后的物理治疗旨在控制症状、预防再出血、预防关节病变、重建功能和活动性。

小型非随机研究评估了关节穿刺在急性血肿中的作用，有些研究报告了良好的长期疗效。然而，目前尚无明确的证据表明，关节穿刺有助于加速从血肿中恢复或改善预后。若出现严重出血和疼痛伴张力性血肿，关节穿刺可能会有所帮助。若进行关节穿刺，则一定要使用合适剂量的凝血因子替代治疗，并注意无菌操作。

急性（关节/肌肉）出血的早期处理原则为PRICE原则：保护（Protection）、休息（Rest）、冰敷（Ice）、压迫（Compression）、抬高（Elevation）。

休息和保护出血的关节可以使受伤的组织免受过度的机械应力，从而最大限度地减少持续出血并帮助愈合。有动物研究显示，在关节出血的情况下负重可能对关节软骨产生有害影响。但是，过长时间的制动可以通过影响组织生物力学和控制关节的肌力对关节产生负面影响。因此，要平衡休息和制动的时间。若出血持续超过24小时，建议对下肢出血关节进行非负重/部分负重治疗，对上肢出血关节进行制动治疗。WFH指南建议在疼痛缓解前进行制动，建议早期卧床休息1日，避免负重4日。在实践中，考虑到出血的严重程度和部位，相对的休息/保护应持续到所有的临床症状（急性肿胀、急性可触及的局部组织发热、急性关节活动范围缩小和急性关节疼痛）得到缓解。根据年龄、先前存在的残疾、出血部位和严重程度，有些患者可能需要住院和卧床休息，或在门诊使用适当的辅助设备（如支架、石膏、助行器或轮椅）。

近年来，关于冰敷的应用一直存在争议，冰敷被认为有助于控制关节出血引起的急性疼痛，减少流向受伤组织的血流量。一项研究表明，冰敷的冷却作用可能会干扰凝血，延缓止血过程。虽然有相反的观点提出，但仍有许多血友病患者喜欢冰敷以缓解疼痛，对于无法获得治疗产品的患者，冰敷治疗急性和慢性疼痛

可能是他们唯一的"治疗"选择。

当肿胀和疼痛可能会影响患者功能时，加压包扎和抬高患肢被认为是可能有益的辅助措施。加压包扎可降低再出血的风险，抬高患者可减轻肢体肿胀。但效果通常有限，如果使用这些措施，需要患者能够耐受并了解其作用。

全面评估急性关节出血，然后根据患者的临床情况进行物理治疗，可最大限度地保护患者的关节功能。物理治疗应在适当的凝血因子替代或止血方案保护下进行。物理因子如激光、脉冲短波有助于积血清除，并缓解关节疼痛和肿胀。康复应包括主动和被动的关节活动度练习、本体感觉训练，直到关节活动和功能完全恢复至出血前状态，急性滑膜炎症状消失。在整个物理治疗过程中应仔细监测出血关节，并评估是否需要止血治疗，以防止出血复发。

过早负重会使关节、肌肉出血后的急性炎症恢复缓慢，加重关节软骨的损伤，建议至少应在急性出血引起的急性滑膜炎症状完全消失后逐渐恢复负重和日常生活，因关节的基础状态、出血部位和严重程度不同，患者自行判断可能困难，建议在有治疗经验的物理治疗师指导下逐渐开始体力活动。

肌肉出血可能发生在较浅的肌肉，如肱二头肌、腘绳肌、股四头肌和臀肌，也可发生于深部肌肉，并可能会继发神经血管损伤，如髂腰肌（股神经麻痹的风险）；小腿后浅、后深隔（胫后神经和腓深神经损伤的风险）；前臂屈肌组（缺血性挛缩的风险），因此需要密切监视、立即处理，以防止永久性损伤和功能丧失。

>>>推荐：

1. 出血后的初始评估应全面，需包括创伤史以及基线关节、肌肉功能。

2. 不建议常规进行关节穿刺，但对于急性大量出血，在适当的止血治疗下关节穿刺可能有助于缓解疼痛。

3. 出血后早期可采用休息、固定的策略，但应密切监测，并尽量缩短休息、固定的时间。

4. 可以应用冰敷与抬高患肢，冰敷最好使用碎冰，每次不超过20分钟，间隔2小时可重复1次。凝胶包和冰袖也可以使用，但应避免使用不适合关节轮廓的冰块或降温块。

5. 加压包扎、抬高患肢应根据患者舒适度使用，并密切监测。

6. 疼痛症状停止后立即开始凝血因子替代下的康复治疗。谨慎选择的物理因子治疗有助于促进关节内积血和肌肉血肿清除，减轻急性滑膜炎症。

7. 从关节或肌肉出血中恢复的血友病患者，建议在有治疗经验的物理治疗师指导下逐渐开始体力活动。

8. 肌肉出血时，某些情况可能会导致骨筋膜室综合征和继发神经血管损伤，应密切监测，及时处理。

二、慢性滑膜炎的康复治疗

急性出血后，滑膜会发生急性炎症，毛细血管充血，滑膜组织脆性增加。这种急性滑膜炎可能需要数周才能痊愈。急性滑膜炎处理不及时，滑膜炎症慢性化，此时滑膜组织增厚，毛细血管增生，更易出血。"出血-关节活动丧失-炎症"的恶性循环会随之而来，最终导致不可逆转的软骨损害、骨损伤以及关节功能受损。若此过程超过3个月，则定义为慢性滑膜炎。因此，每次出血后均应对患者的滑膜状况进行评估。在所有常规随访中，应进行关节的体格检查（包括关节外观、肌力、关节积液、关节活动度、关节疼痛）。鉴于临床体征并不总是充分反映实际情况，建议同时进行影像学评估。MRI虽然目前是滑膜评估的金标准，但收费昂贵、过程耗时，且对非常年幼的儿童不可行；超声检查便捷、经济，更适合。

慢性滑膜炎导致出血频率增加，因此其治疗目标是抑制滑膜毛细血管化和减少炎症，从而减少出血，保持关节的完整性和功能。建议给予患者预防替代治疗或至少短期预防替代治疗6～8周，以降低出血频率，打破"滑膜炎症-出血-加剧的滑膜炎症"的恶性循环。物理治疗是慢性滑膜炎非手术治疗的重要组成部分。关节周围肌肉的力量训练是慢性滑膜炎运动疗法中重要组成部分，建议进行渐进式抗阻力量锻炼，以达到完全负重，同时增加关节活动度训练、本体感觉训练、步态训练、日常生活活动能力训练，以达到恢复患者整体功能。物理因子如脉冲短波、低频脉冲磁疗、低能量激光、水疗等可以减轻滑膜渗出并促进渗液吸收，减轻炎症，改善疼痛和关节肿胀，需在有经验的康复医师指导下由理疗师执行。

支具治疗可用于稳定受损关节并限制运动，以防止运动期间反复滑膜撞击和出血。但应注意长时间的固定可能会导致关节周围肌肉无力，建议在配戴支具的过程中进行等长肌力训练。

类固醇注射可用于各种其他炎症性关节炎。目前尚无关于血友病性关节病患者使用关节内类固醇注射治疗的随机或大型非随机研究。有报道慢性滑膜炎患者的症状可暂时改善，但关节内类固醇注射在控制出血方面无明确的作用，考虑到类固醇注射是有创性操作，具有一定的出血风险，不建议常规应用。

对非手术措施不再有效的慢性病例，可能需要滑膜切除术。

>>>推荐:

1. 建议在每次出血后定期对滑膜状况进行物理评估，最好结合适当的影像学技术，单凭临床评估有时不足以发现早期滑膜炎。

2. 对患有慢性滑膜炎且非预防治疗的血友病患者，建议实行短期凝血因子预防治疗6～8周以控制频繁的出血；同时配合物理治疗以改善肌肉力量、本体感觉和关节功能；选择性COX-2抑制剂可以减轻疼痛和炎症，使用需评估内科情况。

3. 可使用物理因子治疗以缓解滑膜炎症，运动疗法改善关节周围肌肉的力量，增强本体感觉和关节稳定性，待炎症关节的负重能力增加后，缓慢开始基于患者功能水平的个性化运动。

4. 对于急性疼痛和反复出血的患者，配戴支具可以稳定患病关节并限制其活动，但应谨慎使用。因为长时间的制动会导致关节周围肌肉无力，建议在配戴支具的过程中进行等长肌力训练。

5. 不建议常规使用关节腔内类固醇注射。

三、血友病性关节病的康复治疗

血友病性关节病可由单次大量出血或反复出血造成。从关节出血逐渐发展为慢性滑膜炎和关节面的广泛侵蚀，最终导致关节损毁，即慢性血友病性关节病，通常在生命的第二个10年中表现出来，特别是在未采取预防性治疗（不可用）或预防治疗不充分的情况下。

血友病性骨关节病可伴一定程度的疼痛，应注意与出血引起的急性疼痛鉴别，对于骨关节病引起的疼痛，物理因子具有一定疗效，如短波/超短波、低强度磁疗、偏振光治疗、中频治疗、冰敷等，其他镇痛疗法可参见第九章疼痛管理。

慢性血友病性骨关节病治疗旨在减少关节出血的发生，改善关节功能，减轻疼痛，帮助患者继续或恢复日常生活活动。慢性血友病性关节病的治疗方案取决于许多因素，包括疾病阶段、症状、年龄、生活方式和目前功能状态以及可用资源。应在详细评估的基础上，根据患者的情况，制订综合性个体化的康复方案。适用于骨科康复的物理治疗如电疗、水疗、手法治疗、运动治疗等，理论上均可用于血友病性骨关节病患者，特别是接受预防替代治疗的患者。

矫正畸形的连续牵引装置、支具和矫形器可以纠正屈曲畸形，并可以支撑疼痛和不稳定的关节；助行器有助于减少负重关节的压力；可帮助患者适应家庭、学校或工作环境，促进日常生活活动。

按需治疗的患者，康复训练期间，建议实行短期预防治疗。视病情严重程度（凝血因子初始水平）、并发症（特别是靶关节或滑膜炎）、功能障碍程度、康复训练强度等因素采用不同预防治疗方案，拟行关节松动、中高负荷抗阻训练时建议采取标准剂量或高剂量替代治疗方案。预防治疗中的患者，拟行康复训练时，一般无须更换替代治疗方案。建议康复训练的安排在注射凝血因子的当日进行。期间若发生出血，则按出血规范处理。抑制物阳性患者，在采取措施控制出血风险之前，慎行康复训练。

>>>推荐：

1. 为了预防和治疗血友病性骨关节病，需要替代治疗减少出血频率联合物理治疗保持肌肉力量和功能。

2. 物理因子治疗可以辅助缓解血友病性骨关节病的疼痛。

3. 血友病性骨关节病患者的康复方案应该是综合性的，常规临床实践中使用的物理治疗技术可用于血友病患者。

4. 使用如连续牵引装置、支具、矫形器和助行器，可以帮助纠正关节的屈曲挛缩，提供支撑，并改善日常生活活动能力。

四、围术期的康复治疗

严重影响血友病患者生活质量的并发症，如血友病性骨关节病变终末期，在非手术治疗效果不佳时，常需要手术干预。血友病患者也可能合并需要手术治疗的其他疾病。在手术前，康复团队需与血友病MDT团队及血友病患者讨论实际的康复计划及流程。

在门诊术前准备阶段，康复团队需与血友病患者讨论术后康复流程及目标、可能遇到的困难，为患者建立合理预期；物理治疗师/作业治疗师和社会工作者会同患者及家属，一起评估家庭康复环境及可能需要的辅助设备；物理治疗师应对患者的肌肉和关节进行术前基线评估，评估结果可预测术后功能并确定患者术后恢复程度；物理治疗师与血友病护士、社会工作者和心理治疗师或心理医师一起确保患者的生理和心理在术前处于最佳状态，与外科医师、血液科医师一起为患者制订最佳的康复方案并评估过程与进展，康复团队可根据患者功能状态及拟实行的手术，为患者进行预康复。术前手术部位关节和肌肉的物理治疗能够提高患者对手术的耐受性，并能更好的保护术后的功能，预康复可让患者熟悉术后的运动和可能用到的辅助设备，并加强患者与MDT的关系，预康复还可以改变患者的自信和预期，并减轻焦虑，降低术后疼痛。术前还可通过预康复对患者的依从性进行评估，而患者的依从性会影响患者术后的结局。

住院手术阶段，物理治疗师/作业治疗师可参观手术，为后期康复做计划。了解手术细节和术中关节状况将有助于制订适当的康复计划。为防止形成关节粘连，早期恢复关节活动度的工作很重要。在这一阶段，还需要注意延迟的伤口和组织愈合以及再出血的风险，无抑制物的血友病患者，术后转到麻醉恢复单元即可开始康复。抑制物阳性的血友病患者，康复常需要推迟数日，以保证手术部位的出血完全停止，预期应达到的关节活动范围应与手术医师交流。康复期间的运动和疼痛可能具有一定的挑战性，血友病护士和物理治疗师/作业治疗师应为患者提供支持和鼓励，并向患者强调坚持康复的益处。术后体位疼痛可通过理疗和改换体位解决；任何拟所采取的措施均应告知病房护理人员，以便进行充分的持续护理。

骨关节系统术后的康复对于恢复患者的日常生活能力和生活质量至关重要，出院后物理治疗师/作业治疗师应定期评估患者的康复进展，必要时应邀请社会工作者参与，确保患者有合适的康复环境。如果需要，血友病治疗中心的治疗师，也可联系患者居住地社区的人员，为患者提供便捷的康复治疗。

围术期的康复应在围术期凝血因子替代治疗保护下进行，其间若发生出血，则按照出血规范处理。

>>>推荐：

1. 建议由有血友病治疗经验的物理治疗师/作业治疗师为患者实行围术期的康复治疗。

2. 康复团队手术前与MDT团队及血友病患者讨论康复计划及流程合作。

3. 康复医师或物理治疗师/作业治疗师手术前应对患者的功能状态进行评估，必要时进行预康复。

4. 了解手术细节和术中关节状况将有助于制订适当的康复计划。

5. 术后应尽早开始康复治疗，最好在手术当日介入。在增加功能训练和耐力之前，需重点恢复身体功能，如关节活动度和肌肉力量。

6. 出院后，最好由血友病治疗中心的康复医师设计安全和全面的门诊康复计划，也可以由血友病治疗中心的物理治疗师/作业治疗师联系患者居住地社区人员，安排术后康复计划。

五、其他需要康复治疗的情况

血友病患者也会合并其他需要康复的情况，如因关节病变、久坐不动的生活方式、肌肉萎缩等，血友病患者中骨质疏松的发生率很高。此外，随着血友病患者寿命延长，其他随年龄增加发生率逐渐升高的疾病也会出现，如高血压、糖尿病、冠心病等。适用于此类疾病的康复手段，也可用于血友病患者。需注意在进行相关治疗时，使用合适的凝血因子替代治疗保护。

总体上，血友病患者康复治疗的适应证为因血友病本身或合并疾病导致的各种运动功能障碍、认知功能障碍、言语吞咽功能障碍，造成患者日常生活能力和生活质量受损。康复治疗的禁忌证包括血友病患者正在出现严重感染、未控制的高血压、致命性心律失常、急性心肌梗死、肺栓塞、心力衰竭、主动脉夹层等。

所有治疗技术有其相对应的禁忌证，应在充分考虑患者的风险和获益后，谨慎选择。

第三节　安全运动

体育活动与运动对于身体健康非常重要。与普通人群相比，血友病患者的关节肌肉病变及低骨密度风险明显增加，源于血友病病变特点及静态生活方式等因素。促进骨关节系统健康的方法包括预防出血、预防或减轻关节病变、规律锻炼、晒太阳、摄入足够的维生素 D 和钙等。关节周围良好的肌肉功能已被证明可以预防关节和肌肉出血。因此，训练肌肉力量、耐力非常必要。本体感觉及协调性训练，可避免跌倒、骨折等意外的发生，并可降低关节出血的发生风险。

血友病患者与普通人一样，都能体验到锻炼的好处，身体会比久坐更健康，并提高社会参与度，获得更高的自尊，享受更高的生活质量。

应鼓励患者参加非冲撞性运动，如游泳、散步、慢跑、高尔夫、羽毛球、射箭、自行车、划船、帆船和乒乓球。不建议患者进行密切接触和冲撞运动，如足球、曲棍球、橄榄球、拳击和摔跤，也不建议进行高速运动，如越野赛车和滑雪，因为这些可能会造成致命伤害，除非患者已接受足够的预防措施，以及有关潜在风险的良好教育。血友病患者应在所有接触性运动中使用定制的护牙器，以防止对牙齿和口腔软组织造成创伤和伤害。

对于有明显肌肉骨骼功能障碍的患者，应在关节健康允许的范围内，进行治疗性锻炼，包括对患者进行详细的功能评估，并制订个体化的康复训练方案。

>>>推荐：

1. 建议血友病患者定期进行体育活动和健身，特别注意维护骨骼健康、肌肉力量和耐力、本体感觉和协调性、身体功能以及积极的自尊。

2. 建议血友病患者参加非冲撞性运动。

3. 建议血友病患者在参加运动和体育活动之前咨询物理治疗师或其他肌肉骨骼领域专家，讨论活动是否适合，以及可能需要的特定技能和/或防护装备。

4. 有明显肌肉骨骼功能障碍的血友病患者，可在评估的基础上制订个体化的运动方案。

（刘淑芬　陈丽霞　吴竞生）

参考文献

［1］杜威，李要春，唐银波，等. 血友病性慢性疼痛的综合康复治疗［J］. 中国现代医学杂志，2019，29（7）：117-120.

［2］陈丽霞，吴润晖，张光宇，等. 本体感觉训练对儿童血友病患者下肢靶关节出血频率的影响［J］. 中国康复医学杂志，2010，25（4）：340-342.

［3］曾艳，韩红，陈慧，等. 凝血因子输注联合激光照射对血友病患者急性皮肤、肌肉及关节出血的疗效［J］. 武汉大学学报（医学版），2019，40（3）：492-495.

［4］陈晓顶，黄瑛，吴旭才，等. 脉冲短波治疗血友病伴膝关节出血患者的疗效观察［J］. 中华物理医学与康复杂志，2016，38（7）：543-544.

［5］Srivastava A，Santagostino E，Dougall A，et al. WFH Guidelines for the Management of Hemophilia panelists and co-authors. WFH Guidelines for the Management of Hemophilia，3rd edition［J］. Haemophilia，2020，26（S6）：1-158.

［6］Manners PJ，Price P，Buurman D，et al. Joint aspiration for acute hemarthrosis in children receiving factor Ⅷ prophylaxis for severe hemophilia：11-year safety data［J］. J Rheumatol，2015，42（5）：885-890.

［7］Tilak M，Paul A，Samuel CS，et al. Cryotherapy for acute haemarthrosis in haemophilia—attempts to understand the 'ice age' practice［J］. Haemophilia，2015，21（1）：e103-e105.

［8］Seuser A，Djambas KC，Negrier C，et al. Evaluation of early musculoskeletal disease in patients with haemophilia：results from an expert consensus［J］. Blood Coagul Fibrinolysis，2018，29（6）：509-520.

［9］Hanley J，McKernan A，Creagh MD，et al. Guidelines for the management of acute joint bleeds and chronic synovitis in haemophilia：A United Kingdom Haemophilia Centre Doctors' Organisation（UKHCDO）Guideline［J］. Haemophilia，2017，23（4）：511-520.

［10］Escobar MA，Brewer A，Caviglia H，et al. Recommendations on multidisciplinary management of elective surgery in people with haemophilia［J］. Haemophilia，2018，24（S4）：693-702.

［11］Forsyth A，Zourikian N. How we treat：considerations for physiotherapy in the patient with haemophilia and inhibitors undergoing elective orthopaedic surgery［J］. Haemophilia，2012，18（4）：550-553.

［12］Runkel B，Von Mackensen S，Hilberg T. RCT-subjective physical performance and quality

of life after a 6-month programmed sports therapy（PST）in patients with haemophilia [J].
Haemophilia，2017，23（1）：144-151.

[13] Negrier C，Seuser A，Forsyth A，et al. The benefits of exercise for patients with haemophilia and recommendations for safe and effective physical activity [J]. Haemophilia，2013，19（4）：487-498.

第十一章

功　能　评　估

为了优化治疗方案并做出经济合理的临床决策，需要通过功能评估来提供客观证据。功能评估包括一般和疾病特异性的健康相关生活质量（health-related quality of life，HRQoL）调查问卷和影像学检查。这些评估方法测量各种参数，包括身体结构和功能、日常活动和参与、疾病负担和主观健康状态。它们既可以用于评估血友病患者身体损伤和功能受限程度，判断疾病对患者及其家人生活的影响，还可以进行个人和群体间数据的比较。

评估的目的在于：①追踪每个患者的病程，获取相关信息以指导日常护理，评价疗效以优化治疗方案；②用于临床科研，如记录疾病的自然病程、试验新疗法或比较不同的治疗方法；③对一组患者的健康状况进行量化，评价综合管理的质量，倡导资源的合理配置，指导经济合理的治疗决策。

>>> 推荐：

1. 至少每年1次评估并记录每位患者的肌肉骨骼和整体健康状况。

2. 应包括对身体结构和功能、活动水平、参与和健康相关生活质量的评估，并尽可能在血友病综合诊疗中心进行。

第一节　出血与疼痛的评估

一、出血的评估

出血（尤其是关节和肌肉出血）和治疗反应是治疗有效性最重要的指标，也是肌肉骨骼长期预后的最佳预测指标。所有出血必须由患者或家属使用纸质或电子方式实时记录，并由血友病医师使用标准方案定期进行分析。中枢神经系统

（central nervous system，CNS）出血特别需要记录，因为它对神经和肌肉骨骼功能有潜在影响。为了使记录保持一致性，关节和肌肉出血的评估应遵循国际血栓和止血学会科学和标准化委员会定义的标准。

关节出血被定义为关节中异常的感觉"先兆"，伴以下任何一种情况：①关节肿胀加重和表面皮温升高；②疼痛加重；③渐进性活动受限或肢体活动困难。

肌肉出血被定义为临床和/或影像学检查确定的肌肉出血，常伴疼痛和/或肿胀和运动能力丧失。

对于婴幼儿，仅不愿意活动肢体可能就意味着关节或肌肉出血。

关节和肌肉出血治疗的有效性应记录在案。

CNS出血，所有头部损伤无论确诊还是疑似，严重或持续的头痛、嗜睡，都必须作为可能的颅内出血立即进行治疗。应注意，突然剧烈的背痛可能是脊髓周围出血的症状。

>>>推荐：

1. 应指导患者/看护人员以纸质或电子方式记录出血和家庭治疗，确保实时记录所有出血的频率，并至少每年进行临床分析，特别是关节、肌肉和CNS出血，包括其恢复情况。

2. 应使用由国际血栓和止血学会科学和标准化委员会定义的标准。

3. 在血友病中心咨询及制订给药方案时应积极使用这些记录。

二、疼痛的评估

详见第十章。

第二节　出血对肌肉骨骼和其他系统影响的评估

根据世界卫生组织（World Health Organization，WHO）的国际功能、残疾和健康分类（International Classification of Functioning，Disability and Health，ICF）模式进行评估（图11-1）。评估主要应侧重于疾病对身体结构和功能、活动和参与

的影响，受到环境和个人因素的干扰。其中，环境因素包括个人生活的自然、社会和态度环境；个人因素包括非个人健康状况的方面，如年龄、性别和民族。

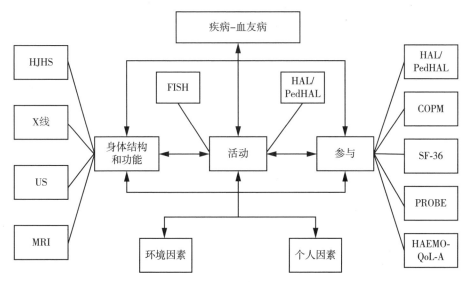

图 11-1　ICF 模式及各部分相关的评估工具

注：HJHS，血友病关节健康评分；MRI，磁共振成像；US，超声；HAL，血友病活动列表；Ped HAL，儿童血友病活动列表；FISH，血友病功能独立性评分；COPM，加拿大作业表现量表；PROBE，患者报告结果、负担和经历；SF-36，36 项简明调查问卷；HAEMO-QoL-A，针对成年血友患者的生活质量调查问卷。

一、身体结构和功能评估

身体结构指的是解剖结构和身体组成部分，如器官、四肢及其组成部分。身体功能是指这些系统的生理功能，如运动范围、肌力和关节稳定性。在血友病中，特指关节和特定肌肉群的状态，包括临床和影像学评估。血友病患者身体结构和功能的推荐评估方法主要有以下几种。

（一）临床评估

血友病关节健康评分（the Hemophilia Joint Health Score，HJHS），是儿童血友病患者查体最常用的方法（图 11-2）。适用于发现血友病早期关节疾病，在中国 4～18 岁的儿童中得到信度和效度的验证。HJHS 评估双肘关节、双膝关节、双踝关节健康状况及关节周围肌肉功能，评分主要由物理治疗师实施，该评分考虑了功能、疼痛和关节病的体征。由于 HJHS 是为 4～18 岁的儿童制定的，对于

受试者ID编号：_____　　　　　理疗医师的姓名：_____

评估编号：_____　　　　　　　日期：_____

时间：_____

血友病关节健康评估2.1-分数总结表

	左肘	右肘	左膝	右膝	左踝	右踝
肿胀	□NE	□NE	□NE	□NE	□NE	□NE
持续时间（肿胀）	□NE	□NE	□NE	□NE	□NE	□NE
肌肉萎缩	□NE	□NE	□NE	□NE	□NE	□NE
活动时嘎吱声	□NE	□NE	□NE	□NE	□NE	□NE
屈曲度降低	□NE	□NE	□NE	□NE	□NE	□NE
伸展度降低	□NE	□NE	□NE	□NE	□NE	□NE
关节痛	□NE	□NE	□NE	□NE	□NE	□NE
肌力	□NE	□NE	□NE	□NE	□NE	□NE
关节总分						

关节总分之和
总体步态评估　　　　＋　□＿＿＿＿＿　　　NE-无法评估

（□NE已列入步态项）　　肌力（Daniels & Worthingham's量表）

HJHS总分　　　＝　□＿＿＿＿＿　　　在有效的ROM之内

　　　　　　　　　　　　　　　　0-在抗重力与最大阻力下维持测试姿位（级数：5）

肿胀　　　　　　**活动时嘎吱声**　　1-在抗重力与中度阻力下维持测试姿位（但在最大阻
0-无肿胀　　　　　0-无　　　　　　　　力下姿位破坏）（级数：4）
1-轻度　　　　　　1-轻度　　　　　　2-在最小阻力下维持测试姿位（级数：3＋），
2-中度　　　　　　2-重度　　　　　　　或者在抗重力下维持测试姿位（级数：3）
3-重度　　　　　　　　　　　　　　　3-能够在抗重力下部分地完成ROM（级数：3-/2＋），
　　　　　　　　　屈曲度降低　　　　或者能够在消除ROM重力情况下移动（级数：2），
持续时间　　　0-＜5°　　　　　　　或者在消除部分ROM重力情况下（级数：2-）
0-无肿胀　　　　　1-5°～10°　　　　4-极微（级数：1）或者没有肌肉收缩（级数：0）
或者＜6个月　　　2-11°～20°　　　NE-无法评估
1-＞6个月　　　　3-＞20°

　　　　　　　　　　　　　　　　总体步态（步行、登阶梯、跑步、单腿跳）
肌肉萎缩　　　**伸展度降低**　　　0-所有技能都在正常范围内
0-无　　　　　　　（来自伸展过度）　1-一项技能不在正常范围内
1-轻度　　　　　　0-＜5°　　　　　　2-两项技能不在正常范围内
2-重度　　　　　　1-5°～10°　　　　3-三项技能不在正常范围内
　　　　　　　　　2-11°～20°　　　4-技能都不在正常范围内
　　　　　　　　　3-＞20°　　　　　NE-无法评估

关节痛
0-在整个主动活动范围内无痛
1-在整个主动活动范围内无痛，只有在轻缓过压或扪诊时疼痛
2-在整个主动活动范围内疼痛

注意：随附在执行HJHS时必需的说明手册和工作表

一般注释：

_____

_____

_____

图11-2　血友病关节健康评估2.1-分数总结表

成人和老年患者，HJHS需要补充评估可能与年龄相关的情况，例如髋关节和肩关节的问题。

Gilbert等其他评分在关节无损伤或轻微损伤的患者中不够敏感，但仍在一些临床研究中使用。

>>>推荐：

1. 对于身体结构和功能，儿童和青少年关节的临床评估通常使用HJHS进行。

2. HJHS2.1在中国4～18岁的儿童中得到信度和效度的验证，评估应尽可能使用标准定义和经过验证的工具。

（二）影像学评估

血友病性关节病发生发展的各个阶段，均需要一个敏感的检查方法对病情进行评估，尤其是对其早期阶段的评估更为重要。目前常用的影像学方法主要有X线、MRI及肌骨超声（musculoskeletal ultrasonography，MSKUS）。

1. X线检查　血友病性骨关节病的X线表现如下。①关节周围软组织肿胀，密度增高；②关节间隙增宽，晚期关节间隙变窄；③股骨髁间窝、尺骨鹰嘴窝增宽加深；④骨骺以及骨端增大变方；⑤髌骨变形，呈"方髌"；⑥血友病性假肿瘤形成（反复出血累及骨组织从而形成的瘤样肿物）。

目前X线检查评价血友病性关节病最广泛使用的是Pettersson评分（表11-1）。但是该评分对血友病性关节病早期变化并不敏感。

优缺点：X线检查能够清晰地显示骨质改变，但是不能检出血友病性关节病早期滑膜改变、含铁血黄素沉积、血肿等软组织改变以及软骨损伤变化，同时又因具有放射性，因此X线检查的应用有其局限性。

表11-1　血友病性关节病放射学Pettersson评分

放射学改变	表现	评分[*]
骨质疏松	无	0
	有	1

续　表

放射学改变	表　现	评　分*
骨骺或骨端增大	无	0
	有	1
软骨下骨表面不规则	无	0
	轻度	1
	重度	2
关节间隙狭窄	无	0
	＜50%	1
	＞50%	2
软骨下囊肿形成	无	0
	1个囊肿	1
	＞1个囊肿	2
关节边缘侵蚀	无	0
	有	1
关节面不匀称	无	0
	轻度	1
	重度	2
关节畸形（关节骨的成角和/或移位）	无	0
	轻度	1
	重度	2

注：*关节可能的得分，每个关节 0～13 分（可能的总得分，6×13＝78）。

2. MRI　是目前公认对关节病变最敏感、最全面的检查方法，能够准确评估血友病性关节病的早期和晚期变化，既可以显示软组织改变，又可以显示骨与软骨病变。

血友病性关节病的MRI表现如下。①关节渗出或关节积液的表现：急性出血，T1WI为等信号，T2WI为高信号；积液，T1WI为低信号，T2WI为高信号；沉积的含铁血黄素为低信号。②滑膜增厚及含铁血黄素沉积：滑膜增生T1WI为团片状或结节状等信号或低信号，T2WI为稍高信号；含铁血黄素为极低信号。③关节软骨的侵蚀及变薄：最初表现为关节软骨关节边缘的小范围侵蚀，表现为T1WI低信号，T2WI高信号，随着侵蚀范围扩大，软骨逐渐变薄直至消失。④骨侵蚀以及软骨下囊肿：骨的破坏"虫蚀样改变"，软骨下囊肿在T2WI表现为高信号。⑤关节退变的表现：关节间隙逐渐变窄，边缘出现骨赘，长期失用可引起肌肉挛缩，最后关节强直或变形。

MRI有多种量表可用于量化关节病，目前使用最多的是WFH国际血友病预防治疗协作组（World Federal International Prophylaxis Study Group，IPSG）2012年制定的IPSG评分（表11-2）。

优缺点：优点是软组织和骨性结构都可以得到较清晰的显示。缺点是检查费用昂贵、耗时长、幼儿需要镇静等，不易广泛普及，故不推荐用于关节损伤的常规评估。

表11-2　血友病性关节病IPSG评分

软组织改变	程度	评分
渗出/关节积血	轻度	1
	中度	2
	重度	3
滑膜增生	轻度	1
	中度	2
	重度	3
含铁血黄素	轻度	1
	中度	2
	重度	3
评分	最高9分	—
骨软骨改变	**程度**	**评分**
骨表面侵蚀	任一骨表面侵蚀	1
（软骨下或关节缘骨侵蚀）	至少1块骨的1/2以上骨表面侵蚀	1
软骨下囊肿	至少1个软骨下囊肿	1
	至少2块骨软骨下囊肿，或至少1块骨的1/3及以上关节表面囊性改变	1
软骨缺失	任一软骨缺失	1
	至少1块骨的1/2及以上关节软骨缺失	1
	至少1块骨某一区域关节软骨全层缺失	1
	至少1块骨的1/2及以上关节软骨全层缺失	1
评分	最高8分	—

3. MSKUS 超声可检测关节积液/积血、滑膜增生、滑膜血流分布、部分软骨以及骨皮质损伤的改变，尤其在评价积液/积血、滑膜增生、关节边缘的软骨损伤方面与MRI有较好的一致性，能够较为准确地评价血友病关节状态，并能够及时发现亚临床病变，为临床治疗方案的决策提供可靠的参考依据。MSKUS以其无创、便捷，经济、对软组织病变敏感等优势逐渐成为首选检查方法。

血友病性关节病的主要超声表现如下。①关节渗出：表现为关节腔内的液性回声。积液一般为无回声，关节出血根据出血不同时期表现各异，可表现为高回声、低回声或混杂回声；②滑膜炎：滑膜均匀或结节状增厚，呈等回声或高回声，滑膜内血流信号增多，甚至可见含铁血黄素沉积；③软骨破坏：软骨层不规则变薄、内部回声不均匀，部分可见软骨下无回声（囊肿）；④骨侵蚀：骨表面光滑、平整的强回声带中断、不连续，甚至可见强回声的骨赘形成；⑤关节重建：关节腔无回声间隙变窄、不规则。

MSKUS对血友病性关节病的评估，国内外学者先后提出数种评分系统。2011年意大利梅尔基奥雷（Melchiorre）提出MELCHIORRE评分，2013年意大利卡洛·马丁诺利（Carlo Martinoli）提出HEAD-US评分，2015年加拿大安德烈亚·多利亚（Andrea S Doria）提出的Doria AS评分。不同评分法各有优缺点。其中，HEAD-US评分（表11-3）以其方法简便而得到较多国外临床医师的推崇，该方法多由理疗师、血友病护士或医师等非影像专家进行评估。国内由专业超声医师根据中国血友病患者病情和实际临床需求，在HEAD-US评分系统的基础上进行优化，增加关节积液和滑膜血管的评估，形成更适合于中国现状的评分系统（HEAD-US in China，H-C）（表11-3）。相比HEAD-US评分系统，H-C评分系统显示出与HJHS更好的相关性，且更敏感，更适用于亚临床血友病性关节病的筛查和随访。该评分系统也经过国内同行的外部验证，证明H-C评分作为临床工作中评估关节结构异常的有效工具，可以全面、客观地评估血友病患者关节结构和功能，为临床提供重要的参考信息。

越来越多的证据表明，MSKUS有助于疼痛性血友病性关节病的临床评估和管理，它可以鉴别关节出血和关节炎症，以及肌肉出血和其他区域疼痛综合征，尤其在急性出血时，超声可以给出及时、正确的诊断。超声评估作为临床评估的影像学依据，与HJHS有很好的相关性。在检测血友病性关节病的早期损伤方面可能比HJHS更敏感，但需要更进一步的随访研究来证明超声表现与干预需求的相关性。此外，超声评估存在一定的主观性，操作者须经过规范的超声评估培训以提高可靠性。

表11-3 HEAD-US和H-C评分量表

	疾病活动性	HEAD-US评分	H-C评分
关节渗出	无/极少量（<3mm）	无	0
	少量（3～9mm）		1
	中量（10～19mm）		2
	大量（≥20mm）		3
滑膜 增生程度	无/轻微	0	0
	轻中度	1	1
	重度	2	2
血流信号	无	无	0
	感兴趣区域（ROI）<3处血流信号		1
	感兴趣区域（ROI）≥3处血流信号或树枝状血流信号		2

	骨软骨损伤	HEAD-US评分	H-C评分
软骨	正常	0	0
	回声异常		
	靶表面[a]<25%的关节软骨破坏	1	1
	靶表面[a]≤50%的关节软骨破坏	2	2
	靶表面[a]>50%的关节软骨破坏	3	3
	靶表面[a]的关节软骨完全破坏	4	4
骨	正常	0	0
	软骨下骨轻度不规则伴/不伴关节周围小骨赘	1	1
	软骨下骨明显不规则和/或显著的关节周围骨赘形成	2	2

注：[a]肘关节：肱骨髁端前面观；膝关节：股骨滑车；踝关节：距骨顶前面观。

>>>推荐：

1. 在影像学方面，早期关节结构改变最好使用超声或磁共振成像进行评

估。晚期骨软骨改变可用X线片评估。

2. 需要强调的是，在任何情况下，如果患者或临床医师怀疑患者存在急性关节或肌肉出血，或者难以评估是否正在出血，建议在进行检查或等待结果前立即进行止血治疗。

二、活动性评估

WHO关于健康的定义："健康不仅是没有疾病或不虚弱，而且是肉体、精神以及社会性均良好的一种状态。"在过去10年里，已经开发出很多针对血友病患者的特异性评估工具。临床医师应在每年随访中评估关节和肌肉功能。这包括关节活动度、肌力、疼痛、关节和肌肉挛缩、关节轴向变化、平衡和步态。血友病的生活质量评价包括活动、参与和健康相关生活质量（health-related quality of life，HRQoL）。

活动性是指个人执行任务或行动的能力。对于血友病患者，活动性通常指日常生活活动（如走路、爬楼梯、刷牙、洗漱）；参与是指在社会互动的背景下对生活情境的参与。衡量活动和参与的推荐方法如下。

血友病活动列表（HAL）是疾病特异性的评估方法。这是成年人自我报告最常用的方法，已被翻译成多种语言。这3个项目（上肢活动、基础下肢活动和复杂下肢活动）在美国和英国已被证明是有用的（表11-4）。

表11-4 血友病活动列表（HAL）

HAL维度	项目总数（$n=42$）
躺下/坐/跪/站立	8
下肢功能	9
上肢功能	4
使用交通工具	3
自理能力	5
家务劳动	6
休闲活动和体育运动	7

续　表

HAL维度	项目总数（$n=42$）
HAL项目	
上肢（HAL_{upper}）活动	9
基础下肢（HAL_{lowbas}）活动	6
复杂下肢（HAL_{lowcom}）活动	9

注：提供多种语言版本，网址：http://elear ning.wfh.org/resource/hemop hilia-activ ities-list-hal/。

儿科血友病活动列表（PedHAL）来源于血友病活动列表。这是一项针对血友病儿童的自我报告方法（表11-5）。

表11-5　儿童血友病活动列表（PedHAL）

HAL维度	项目总数（$n=53$）
躺下/坐/跪/站立	10
下肢功能	11
上肢功能	6
使用交通工具	3
自理能力	9
家务劳动	3
休闲活动和体育运动	11

注：网址：http://elear ning.wfh.org/resou rce/haemo philia-activities-list-pedia tric-pedhal/。

HAL和PedHAL均由荷兰血友病医师开发，因此，当在其他文化背景下，它们可能并不完全适用。

血友病功能独立评分（FISH）是对血友病患者研究最多的观察衡量方法，有许多关于在不同国家和年龄组使用的报告（表11-6）。

表11-6　血友病功能独立评分（FISH）

自理功能	转移功能	行走功能
进食	从椅子上站起来、坐下	不行
梳洗	下蹲	上下楼梯

续 表

自理功能	转移功能	行走功能
洗澡	跑步	
穿衣		

注：根据独立程度，每项活动的得分范围为 1～4 分。1：不能完成；2：需要帮助才能完成；3：能够独立完成而不需要帮助，但不能像正常人一样；4：能像正常人一样完成。网址：http://elear ning.wfh.org/resource/functional independence-score-in-hemophilia-fish/。

患者报告结果、负担和经历（PROBE）问卷还包括评估活动和参与的指标，如学校/教育、就业、家庭生活以及对日常生活活动的影响。

加拿大作业表现量表（COPM）和麦克马斯特多伦多患者残疾问卷（MACTAR）多用于评估个人日常活动和参与方面认知变化的一般问卷。

>>>推荐：

1. 功能活动评估应选择个人适合的方法，包括血友病活动列表（HAL）、儿童血友病活动列表（PedHAL）或血友病功能独立评分（FISH）。

2. 关于活动性的评估，HAL 已经有了汉化版本，并经过信度和效度验证。

三、健康相关生活质量（HRQoL）评估

健康相关的生活质量是主观健康状况的同义词，主要来自患者个人或家庭报告。评估生活质量可以使用标准化的生活质量方法，最常用方法如下：①EQ-5D量表和SF-36量表是广泛用于评估血友病患者生活质量的一般量表（表11-7、表11-8）。②PROBE问卷评估血友病患者的生活质量和疾病负担。③Hemo-QoL是一种经过验证的疾病特异性的生活质量工具，适用于儿童，根据需要有不同版本。对于血友病儿童，加拿大血友病预后-儿童生活评估工具（CHO-KLAT）已被广泛使用。④HRQoL通常是问卷调查，旨在全面量化患者的健康状况，与其他方法相比更浅显且全面，因此最好与ICF各方面的具体评估结合使用，而不是单独使用。⑤其他可能需要的评估工具有视觉模拟量表（VAS），用于评估日常活动或急性创伤/出血时的疼痛程度。

表 11-7 EQ-5D 量表

EQ-5D健康描述系统[a]	EQ-VAS
行动能力	记录受试者的自我评级健康水平,视觉模拟评分从0(心目中最差的健康状况)到100(心目中最好的健康状况)
自理能力	
日常活动能力	
疼痛/不适	
焦虑/抑郁	

注:EQ:EuroQoL;VAS:视觉模拟量表。[a]有3项、5项和青年版本。

表 11-8 SF-36 量表

SF-36维度	项目总数（$n=36$）
躯体健康	10
生理健康原因导致角色活动受限	4
个人或情感原因导致角色活动受限	3
精力	4
心理健康	5
社会功能	2
疼痛	2
总体健康	5

　　使用以上量表需要注意国家之间的文化差异,它们必须在其应用的语言、社会和文化背景下得到验证。

>>>推荐:

　　1. 目前只有CHO-KLAT经过国内信度和较度验证。

　　2. HRQoL是预后评估的一个重要方面,可以使用一般或疾病特异性的方法进行评估,但需结合WHO ICF各方面的具体评估。

（李　军　郭新娟　张翠明　李颖嘉　陈丽霞）

参 考 文 献

［1］马菲, 李颖嘉, 肖莉玲, 等. 超声与磁共振成像对血友病骨关节病变诊断及评分的价值探讨［J］. 中华超声影像学杂志, 2016, 25（6）: 525-529.

［2］李军, 郭新娟, 丁小玲, 等. 血友病性关节病HEAD-US半定量超声评估量表的临床应用及优化探索［J］. 中华血液学杂志, 2018, 39（2）: 132-136.

［3］李军, 刘葳, 郭新娟, 等. HEAD-US-C超声评估量表对中间型/重型血友病A患者按需和预防替代治疗关节损伤评价［J］. 中华血液学志, 2018, 39（10）: 817-821.

［4］方云梅, 郭玉林, 秦婷, 等. 血友病性关节超声评估量表评分与其临床功能评分的相关性研究［J］. 临床超声医学杂志, 2020, 22（7）: 510-514.

［5］Fischer K, Poonnoose P, Dunn AL, et al. Choosing outcome assessment tools in haemophilia care and research: a multidisciplinary perspective［J］. Haemophilia, 2017, 23（1）: 11-24.

［6］Blanchette VS, Key NS, Ljung LR, et al. Definitions in hemophilia: communication from the SSC of the ISTH［J］. J Thromb Haemost, 2014, 12（11）: 1935-1939.

［7］Rambod M, Forsyth K, Sharif F, et al. Assessment and management of pain in children and adolescents with bleeding disorders: a cross-sectional study from three haemophilia centres［J］. Haemophilia, 2016, 22（1）: 65-71.

［8］Kempton CL, Recht M, Neff A, et al. Impact of pain and functional impairment in US adults with haemophilia: patient-reported outcomes and musculoskeletal evaluation in the pain, functional impairment and quality of life（P-FiQ）study［J］. Haemophilia, 2018, 24（2）: 261-270.

［9］World Health Organization. International Classification of Functioning, Disability and Health（ICF）. World Health Organization website. https://www.who.int/classifications/icf/en/.Accessed November 5, 2019.

［10］Gouw SC, Timmer MA, Srivastava A, et al. Measurement of joint health in persons with haemophilia: a systematic review of the measurement properties of haemophilia-specific instruments［J］. Haemophilia, 2019, 25（1）: e1-e10.

［11］International Prophylaxis Study Group. Hemophilia Joint Health Score（HJHS）. World Federation of Hemophilia website. https://www1.wfh.org/docs/en/Publications/Assessment Tools/HJHS_Summary_Score.pdf.Accessed January 15, 2020.

［12］Chen L, Sun J, Hilliard P, et al. "Train-the-Trainer": An effective and successful training model to accelerate training and improve physiotherapy services for persons with hemophilia in China［J］. Haemophilia, 2014, 20（3）: 441-445.

［13］Sun J, Hilliard P, Feldman BM, et al. Chinese Hemophilia Joint Health Score 2. 1 Reliability Study［J］. Haemophilia, 2014, 20（3）: 435-440.

［14］Melchiorre D，Linari S，Innocenti M，et al. Ultrasound detects joint damage and bleeding in haemophilic arthropathy：a proposal of a score［J］. Haemophilia，2011，17（1）：112-117.

［15］Martinoli C，Della Casa Alberighi O，Di Minno G，et al. Development and definition of a simplified scanning procedure and scoring method for Haemophilia Early Arthropathy Detection with Ultrasound（HEAD-US）［J］. Thromb Haemost，2013，109（6）：1170-1179.

［16］Doria AS，Keshava SN，Mohanta A，et al. Diagnostic accuracy of ultrasound for assessment of hemophilic arthropathy：MRI correlation［J］. AJR Am J Roentgenol,2015,204（3）：W336-347.

［17］EuroQol Research Foundation. EQ-5D. EQ-5D website. https：//euroqol.org/.Accessed November 7，2019.

［18］RAND Health Care. 36-Item Short Form Survey Instrument（SF-36）. RAND Health Care website. https：//www.rand.org/health-care/surveys_tools/mos/36-item-short-form/survey-instr ument.html.Accessed November 7，2019.

［19］Tang L，Xu W，Li CG，et al. Describing the quality of life of boys with haemophilia in China：Results of a multicentre study using the CHO-KLAT［J］. Haemophilia，2018，24（1）：113-119.

第十二章

护　理

血友病患者的管理涉及多个学科，在患者管理方面血友病专职/兼职护士担任重要的角色。本章就血友病护理进行阐述，并结合我国实际情况提出建议。

第一节　血友病护士的职责

具有护理从业资质，接受过血友病专业培训并具有一定血友病护理经验的称为血友病专业护士，简称血友病护士，其中全职从事血友病管理者称为血友病专职护士。WFH血友病管理指南建议由MDT提供血友病综合关怀，定义了护士的角色，即护理协调的提供者、患者/照护者的教育者以及患者/照护者最密切的接触者。专职护士是区别于传统护理的一种全新的护理角色，在各种疾病的管理中，我们借鉴国际经验，较早在血友病护理中进行探索性尝试。血友病护士对血友病患者/照护者的全程管理起到了重要的作用。

一、血友病护士的培养目标

血友病护士须有一定的独立工作能力，全面掌握血友病专科知识，能够正确指导患者/照护者，配合医师为患者/照护者制订治疗计划并评估和及时更新治疗计划。血友病护士还应具有很好的沟通和协调能力，成为血友病患者/照护者-血友病MDT-社会的连接纽带，如安排患者合理的就医时间，协调多学科会诊，针对家庭和学校的访视等；应具备持续学习、引进先进的血友病管理经验的能力；作为血友病团队的协调者和持续照护者，应具备一定的管理能力和科研能力，包括应用科学的干预手段不断解决血友病管理中的问题，提高患者生活质量。

二、血友病护士的角色

血友病护士是血友病患者及其家庭、血友病中心MDT和社会之间的纽带。护理协调一方面可影响患者结局，如可提高患者生活质量、降低心理疾病发病率、减少身体症状并依从于协调护理；另一方面可影响医疗结局，包括降低住院率、缩短住院时间、减少急诊资源的使用、减少其他医疗资源、促进患者接受适当的治疗和护理、提高患者生存率及降低医疗服务花费。图12-1显示了血友病护理协调策略。

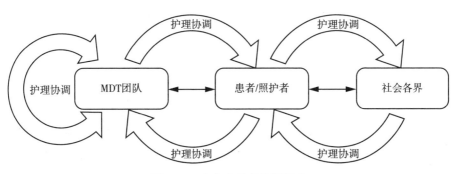

图12-1 血友病护理协调策略

（一）协助建立患者/照护者与社会的双向沟通

血友病作为罕见病，患者需要社会各界的接纳和认可，血友病护士在其间承担着呼吁和倡导、宣传和教育的职责。血友病护士了解血友病患者在人生不同阶段（如儿童、青少年、青壮年和老年）出现的问题，而不同阶段都会面临与社会的沟通及能否被接纳的问题，血友病护士可协助患者向医保部门、幼儿园、学校、养老机构等社会组织/机构提供关于血友病的信息，以便患者顺利参与到正常社会活动中。反过来，血友病护士还可将已有的社会资源及相关信息传递给血友病患者/照护者，包括医保政策分析、慈善捐赠信息、新药临床研究信息等，通过这种信息的中转与共享，搭建起患者与社会的双向沟通。

（二）协助建立血友病MDT之间的相互沟通

血友病中心设立血友病护士尤其是专职护士，可实现对患者治疗的一站式服务和就诊的绿色通道，病例登记、就医、抽血、用药、查询化验结果、咨询在一处完成。还可为患者在MDT各科室单独就诊提供预约帮助。合理的预约可以节约医患时间，保证就诊顺利进行。必要时可通过血友病护士安排多学科会诊，解决单一科室难以完成的诊疗问题，为患者提供综合诊治。血友病护士的参与还有助于MDT完成对患者随访和跟踪，了解其对诊疗的依从性，血友病护士还可参与和协助完成临床试验等研究。

（三）协调MDT内部之间及其与外部医疗机构的互连

血友病患者因并发疾病而接受急诊治疗或住院治疗时，平时随诊患者的血友病护士应及时和充分了解其治疗动向，与相关科室的医护人员分享患者既往的诊治经历及血友病护理的注意事项。此外，根据病情转归，协调患者在MDT内部及血友病分级诊疗中三级诊疗单位的转诊，确保医疗和护理的连续性，包括参加病情讨论会等，并保持与MDT相应科室和三级诊疗单位的其他护士的沟通。

（四）教育

血友病护士是各项教育活动的协调者和主导者，自身需不断更新血友病诊治进展等相关知识。教育和培训内容可涉及血友病基本知识、新诊断技能、治疗新进展、医保新政策，以及医患之间、MDT之间的沟通、与社会和政府的沟通等问题，以提高患者诊治依从性和促进团队协作。

三、护理工作内容与流程

血友病护理工作的内容与流程见图12-2，详述于后面的章节。

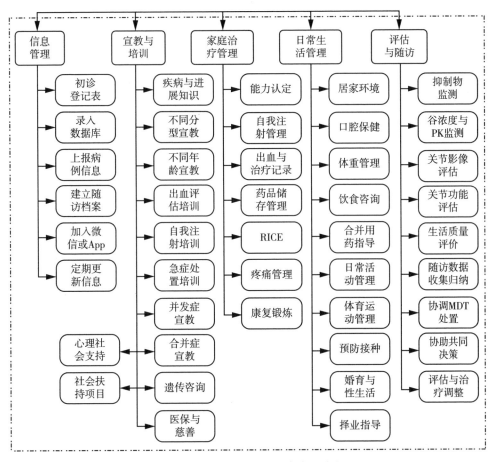

图12-2　血友病护理工作内容及流程

第二节　血友病信息登记与随访管理

　　血友病病例信息登记和随访管理对于血友病患者的长期管理和政策的制定至关重要，有利于全面了解我国血友病患者基本信息和凝血因子类制品临床应用情况，规范我国血友病诊疗工作，提高医护质量和医疗安全；有利于追踪病程发展、定期综合评估、适时调整策略、临床研究和相关政策制定所需依据的收集。血友病护士的首要工作是病例信息登记和随访管理。

一、血友病信息登记管理

血友病病例信息登记系统可以提高全社会对血友病的认识，发现诊治工作的现状和不足，使政府机构、社会团体、血友病组织和医护工作者更有效地为血友病患者提供帮助。①提升血友病的防治水平：动态掌握血友病的流行病学数据，加强血友病的防治和倡导对患者的关爱工作，使公众更好地理解和支持患者，为更好地将血友病纳入我国的卫生防治方案提供数据支持。②促进资源整合：血友病病例信息登记系统的数据对于论证血友病的医疗需求并保证其医疗资源得到有效利用具有不可估量的价值。不断更新的数据可以被决策者用于测算血友病患者的诊疗费用，并随时对防治预算进行调整。③监测健康趋势：血友病中心定期收集患者的关节状况、病毒感染、抑制物信息、治疗相关不良反应、死亡以及非血友病相关的健康信息，及时发现并处理患者变化的健康状态，适时调整治疗策略，改善关节状况和生活质量。④降低血友病发病率：登记和随访患者及其家系携带者，通过传播血友病遗传知识并借助遗传咨询和产前诊断，控制血友病出生人口。⑤帮助建立血友病联络网：血友病中心为患者登记和建群的管理，为患者提供知识学习和加入血友病组织的途径，这些使血友病患者之间增加了沟通交流的机会，使血友病中心在紧急情况下能很快联系到患者。

（一）中国血友病病例信息管理制度与登记平台

我国卫生部早在2009年就建立了全国血友病病例信息管理制度，2019年国家卫生健康委员会又建立了罕见病和儿童血友病的登记制度（详见第一章）。

国家血友病病例信息登记平台适用于所有中国血友病中心，由国家血友病病例信息管理中心统一管理。血友病中心对辖区内血友病及其他凝血因子缺乏的患者进行病例信息登记注册及标准化数据收集应标准化。中国医学科学院血液病医院是国家血友病病例信息登记系统软件的管理单位，若需开通登记账号，可以发送申请至邮箱地址（chinahemophilia@163.com），并联系软件下载。

（二）病例信息录入

每个登记单位应指定专人负责数据录入，该工作是国内血友病护士的主要工作职责之一。血友病护士通过初诊、随访、电子病例系统等多种途径收集标准化的数据，包括基本信息、临床资料，跟踪患者的治疗和管理，监测患者病情并指导临床实践。数据需准确并不断更新。

录入内容包括基本信息、临床特征、关节状态、病毒学、抑制物信息、一般治疗情况、住院情况、门/急诊情况、不良反应等。登记质量要求如下：①登记的数据应真实、准确、详尽但需避免重复；②各个模块之间的信息应保持一致；③诊断需明确；④化验/检查等项目应可溯源，阳性指标（如乙肝病毒标志物、丙肝病毒标志物、抑制物阳性等）的数据除了准确和完整，需填写检测日期及具体结果。

（三）病例信息质控原则

包括以下三方面：①登记质量评估和控制，血友病护士需要定期对录入数据进行审核，保证录入数据客观、真实、准确，定时更新随访信息，以保持其准确和有用；②定期数据维护，血友病护士可依据病例登记总数及新增病例数计划维护时间，查看病例信息的错误项、空缺项等，如性别、诊断、出生日期、重复病例、治疗方案、抑制物信息等；③保密性，血友病病例登记的单位和登记人员应遵守国家法律法规、尊重患者隐私权及人权，不泄露患者病例信息，保证患者病例信息的机密性。登记单位和研究人员使用病例数据或提供相关应用场合时，均应匿名使用。

二、血友病随访管理

对患者实施长期随访管理，可以跟踪病情进展和治疗效果，获得整体评估，并适时进行干预和治疗方案调整，使治疗更加规范化。还可了解患者健康和心理状况，指导患者进行日常健康管理，疏导心理障碍，进而减少并发症、降低致死率。此外，还可向患者传递最新的医疗信息和解答患者的疑问。通过长期随访管理，可提高医疗及护理质量，改善医患关系，提升患者满意度。

（一）建立档案

每个血友病中心可为长期随访患者建立档案，内容包括基本信息、随访信息。

1. **基本信息** 姓名、性别、出生日期、诊断、凝血因子活性、家族史、居住地、医保类型、联系方式（电话、微信、电子邮箱）和地址（家庭、单位）等。

2. **随访信息** 身高、体重、出血与治疗记录手册、治疗方案调整、暴露天数累计、抑制物信息和ITI信息、病毒学信息、手术信息、住院信息、药物副作用、伴随疾病、关节评估、生活质量评估等。

（二）随访形式

1. 随访方式　随访记录由医护与患者或家属共同完成。医护及患者或家属应秉承真实、详细、客观、长期坚持的原则记录信息。

（1）按随访途径：门诊、电话、邮件、互联网（微信、App、网络问卷）等。

（2）按随访目的：常规随访（定期随访）、专题随访（临时随访）。

2. 记录形式　可为纸质版、电子版、网络版或结合方式。随访内容数据应定期收集整理，以利于比较，并作为评估及调整方案的客观依据。

（三）随访频率

确诊初期建议每3个月到血友病中心进行综合评估，稳定期建议至少6～12个月到血友病中心进行综合评估，与患者共同决策是否调整治疗方案及生活方式等综合关怀策略。遇出血加重等特殊情况应及时随访就医。

>>>推荐：

1. 所有血友病中心进行标准化数据收集，由国家授权的机构进行集中管理。

2. 患者信息登记和随访管理应包含下列血友病相关的准确数据：疾病类型、疾病严重程度、治疗方式、出血事件、不良反应事件、关节状态、抑制物信息、并发症/伴发疾病和生活质量等。

3. 允许通过对整体登记数据的分析，了解本地及全国血友病诊疗状况的变化，促进资源整合和分配；对患者个体的随访数据分析，有助于综合评估病情状况，适时调整治疗策略和生活方式，逐步改善患者生活质量。

4. 遵守国家相关法规和法律，保护患者数据隐私，确保患者和/或监护人了解信息登记的目的和用途，必要时提供书面知情同意。

第三节　家庭治疗

家庭治疗是指接受过正规培训的血友病患者和/或家庭成员在家中等非医疗场所对可能或已经出现的出血进行预防、评估和治疗的方法。家庭治疗可以使血友病患者出血后立即获得凝血因子，实现最佳早期治疗，减少疼痛、功能障碍和远期残疾，进而拥有接近正常人的生活质量。

血友病中心护士应为患者及家庭成员提供学习家庭治疗的健康教育活动和培训机会。

一、家庭治疗的适用条件

家庭治疗需满足的基本条件：①经医护人员评估并同意；②患者或家庭照顾者能够掌握自我注射技术；③家中和其他注射药物的环境安全、清洁，存放药品环境适宜；④遵医嘱用药，能够定期进行随访。

家庭治疗主要适用于预防治疗，无并发症的关节、肌肉出血，轻微损伤及不需要缝合的割裂伤，鼻出血及血尿的早期治疗。不适合用于高滴度抑制物的患者、外周静脉通路建立困难的婴幼儿家庭治疗。严重而持续的出血、开放式伤口及危险部位的出血不能只进行家庭治疗，应在家庭紧急注射凝血因子后尽快就医，以免延误治疗。

二、家庭治疗的潜在风险及应对方式

（一）潜在风险

血友病综合关怀团队及患者均应了解家庭治疗存在以下潜在风险：①误诊、延误治疗时机；②治疗不恰当、治疗不足或浪费凝血因子药品；③不恰当的康复治疗；④不能正确注射或妥善储存凝血因子药品；⑤注射者存在针刺伤和感染的风险。

（二）应对方式

降低家庭治疗风险的方法：①家庭治疗施治者应积极参加血友病健康教育讲座，学习家庭治疗相关知识，提高评估与操作能力；②加强患者与综合关怀团队的紧密联系；③教育患者准确记录出血、治疗措施与效果，及时向血友病中心反馈；④血友病中心护士对家庭治疗行为定期评估和随访。

三、开展家庭治疗需要掌握的知识和技能

家庭治疗必须在综合关怀团队的密切监督下进行，只有在施治者得到充分教育和训练并掌握了以下要点后才可以施行：①与血友病综合关怀团队尤其是血友

病护士一直保持稳定的联络；②了解血友病基础知识，尤其是适合家庭治疗的出血类型；③能评判不同部位出血的症状、严重程度并掌握常规处理方法；④掌握凝血因子的配制、存放、剂量计算、输注方法和输注注意事项；⑤掌握安全处理医疗废弃物的方法；⑥了解不良反应及应急处理方法；⑦能正确完成治疗记录；⑧会实施辅助措施（RICE法）。

四、辅助措施——RICE法

R（Rest）——休息：利用夹板、支具、吊带/绷带、枕头等将肢体静置于较舒适体位或调整到肢体的功能位。

I（Ice）——冰敷：减轻疼痛和肌肉痉挛。出血后可立即冰敷（不直接接触皮肤）10～15分钟，不得超过6个小时。

C（Compression）——压迫：用弹性绷带包扎出血部位，以减轻瘀血和水肿。肌肉出血者如怀疑有神经受损慎用。

E（Elevation）——抬高：使出血部位高于心脏高度以减缓出血。

五、自我注射

自我注射或输注凝血因子是家庭治疗的最基本技能，施治者须在血友病护士全程指导下学会相关方法和技巧，直至其能独立完成。血友病患儿一般在儿童晚期或青少年早期开始学习自我注射，在此之前，自我注射应由父母或照顾者进行。

（一）药品的储存及凝血因子剂量的计算

凝血因子制品及艾美赛珠单抗注射液一般应于2～8℃冷藏并避光保存，包括运输和外带途中，禁止冷冻。

凝血因子的适宜治疗剂量受患者体重、出血部位及类型等因素决定，具体计算方法等见第七章。

（二）自我注射方法

1. 准备

（1）操作者准备：着装整洁、规范洗手，戴口罩。

（2）用物准备：①基本用物。皮肤消毒剂（宜选择2%葡萄糖氯己定醇/75%乙醇），止血带，输液贴，选择适宜的带滤器的注射器/输液器，记录本。②药品准备。根据医嘱，准备药品并查看外包装是否完好，药品有无性质改变，是否在有效期内。③环境准备。操作环境整洁，光线充足，温湿度适宜。④患者准备。排空大小便，取舒适体位。

2. **药物配置** ①核对药品名称、有效期、药品剂量，冷藏的药品需要复温后再进行配制；②根据药品说明进行配制，配制过程中勿用力摇晃，药品完全溶解后更换注射针头；③复溶后的凝血因子宜尽快使用，不可超过3小时，避免药物失效。

3. **血管通路的选择**

应根据患者的治疗方案、治疗周期、血管条件和家庭经济状况，综合评估并选择适宜的血管通路装置。

（1）外周静脉：一次性头皮钢针适用于单次给药的患者。外周静脉留置针适用于短期给药，留置时间不超过96小时。外周静脉的选择应遵循由远心端向近心端的原则依次选择注射部位。除新生儿外，不宜选择头静脉进行穿刺，成人不宜选择下肢静脉。皮肤消毒的范围应以穿刺点为中心，擦拭消毒皮肤3遍，直径≥8cm。输注药液结束后，沿血管方向按压穿刺处10～15分钟。

（2）中心静脉导管：适用于规律预防治疗、ITI治疗的长期输液患者以及血管条件欠佳的患者。中心静脉导管是指导管尖端位于中心静脉内的导管，包括经外周静脉置入中心静脉导管（peripherally inserted central catheter，PICC）和植入式输液港（totally implantable venous port，TIVAP，Port）。PICC是指通过外周静脉穿刺置管，导管尖端位于上腔静脉或下腔静脉的导管，一般可以留置1年（或遵守导管产品说明）。Port是一种完全植入体内的中心静脉导管，其结构由注射座和导管两部分组成，使用时必须以安全的无损伤针穿刺连接输液港注射座。根据注射座植入部位分为胸壁港和手臂港，血友病患者多选择胸壁港。中心静脉导管使静脉给药简单易行，但维护和使用不当可能会引起并发症，如感染、血栓、堵塞、导管脱出等。置管前患者及家长需被告知中心静脉置管风险及并发症，权衡风险后才能进行。

1）导管置入：①置管前需要完善凝血因子活性、抑制物水平、血常规、输血前检查、凝血功能、血生化、血型、心电图和胸片等检查。②医师根据患者病情制订置管前后凝血因子给药方案。无抑制物的患者输液港置入输注因子使FⅧ或FⅨ水平达到80%以上，置入48小时后凝血因子水平维持在＞50%，72小时维持在＞25%，从术前开始至术后5天内，根据患者既往对于凝血因子的反应确定给药剂量。无抑制物的患者PICC置入前输注凝血因子使FⅧ或FⅨ水平达到60%以上，此后8～12小时予以凝血因子输注，使凝血因子水平维持在＞50%。具有抑制物的患者导管置入前给予旁路制剂，如凝血酶原复合物或者重组FⅦa。③PICC置入后应持续按压穿刺点直至出血停止。Port置入后应用绷带包扎。密切观察局部出血情况，遵医嘱按时给予凝血因子制品，直至出血停止并处于稳定状态。

2）静脉用药：每次输液或静脉注射给药前要冲管，给药结束冲管后应对导管进行封管。冲封管液应使用不含防腐剂的0.9%氯化钠溶液。冲封管时必须使用10ml以上注射器或预充注射器，采取脉冲式冲管，正压封管技术。

3）导管维护：①每日观察。中心静脉通路装置至少每天检查1次，使用前通过冲管和回抽血液的方法评价血管通路装置的功能。观察并触摸敷料固定部位，患者是否有疼痛、感觉异常、麻木或穿刺点发红、肿胀等不适主诉，发现异常及时就诊。②更换敷料。透明敷料至少每5～7天更换1次，纱布敷料至少每2天更换1次；如果穿刺部位出现渗液、局部压痛、其他感染症状或敷料受潮、松动、有明显污染，应立即更换敷料。③更换输液接头。输液接头至少每7天更换1次。以下情况应立即更换：无针输液接头因任何原因取下；接头内有血液残留或残留物；明确被污染时。④无损伤针的植入与拔除。植入式输液港使用时仅可连接安全无损伤针，并且无损伤针至少每7天更换1次。血友病患者应在满足治疗需要的前提下选用最小规格的无损伤针。无损伤针植入后需在穿刺部位覆盖无菌敷料，拔除前要进行冲封管，拔除后局部以无菌敷料覆盖。

4. 注射部位选择　选择便于操作的体位。

（1）静脉注射：初学者可选择条件较好的血管，如粗、直、有弹性等；熟练掌握静脉穿刺技术者可选择多个部位的血管，如手背部静脉、肘正中静脉、贵要静脉、足背部静脉等，以保护血管。

（2）皮下注射：常见部位为上臂三角肌下缘、大腿外侧方、腹部（避开脐周直径1cm），轮流注射。

5. 药品注射　①给药方式：重组人凝血因子产品需静脉注射；血浆源性凝血因子浓缩物需输血器静脉滴注；艾美赛珠单抗注射液需皮下注射。②皮肤消毒：用消毒液以穿刺点为中心顺时针、逆时针各消毒一遍。③注射穿刺：静脉注射15°～30°，皮下注射30°～40°，穿刺成功后，妥善固定针头，缓慢注入药液。注射药液结束拔针后，按压穿刺处3～5分钟。

6. 处置注射用物　输注结束后，将所有使用过的针头放入锐器盒中。将所有空瓶及污染的辅料或注射器放入塑料袋内封存。将锐器盒及塑料袋送回血友病中心处理，不要随意丢弃到普通垃圾箱内。

7. 出血与治疗记录　准确记录出血情况及家庭治疗的措施和效果。其具体内容包括：出血时间、部位、原因、药物名称、剂量、批号、使用时间、治疗效果、缺勤/矿工天数等。

8. 记录不良反应并及时报告血友病中心　如发热、皮疹、皮肤瘙痒等可适当休息，给予退热药物及抗过敏药物，如发生严重甚至危及生命的不良反应时应立即就医。

第四节　日常生活管理

一、居家环境

血友病患者要注意居家安全及周围环境的安全。患儿家长要以自己孩子的视觉高度观察家庭环境，给孩子一个安全的生活空间。①选择带有床栏的小床，孩子独睡后或独自在床上玩时，床边堆放被子、枕头，以防摔伤；②在地板上铺地毯、地垫；③选择坚固、不易倾倒的家具，家具选择圆角、安装家具护角套，避免选择玻璃家具，特别是玻璃茶几；④不要在桌上或茶几上放热水瓶和热茶杯，避免使用桌布，以免婴幼儿抻拉桌布使桌上物品砸伤、烫伤孩子；⑤刀、剪、针等利器和药品妥善保管，教育孩子不要持尖锐物品跑跳、打闹；⑥电器插座安装儿童保护装置；⑦选择玩具注意边缘是否粗糙、尖锐，是否适宜本年龄婴儿使用；⑧当孩子站在高处要注意看管，避免坠落伤；⑨让儿童远离打火机、火柴等火源。

二、口腔保健

保持良好的口腔卫生是血友病患者至关重要的生活保健之一（详见第十五章）。

三、饮食咨询及体重管理

（一）饮食咨询

保持良好的日常生活习惯和均衡饮食。

1. 多进食绿叶蔬菜、动物肝脏、蛋黄、豆类、鱼肝油等富含维生素K和维生素C的食物。维生素K是机体合成凝血因子的必需物质，维生素C是保持毛细血管的通透性、减少出血的物质。

2. 给予含钙高的平衡膳食，减少糖的摄入，避免食用过多零食或碳酸饮料。避免饮酒及进食各种刺激性食物。

3. 低盐饮食有利于预防高血压病。

4. 婴幼儿烹调应切碎煮烂，不选择坚硬及刺激性食物，鱼、肉等去刺剔骨避免损伤口腔。

（二）体重管理

1. 体重超重会增加关节负重，影响下肢关节活动范围和稳定性，增加出血频率。

2. 凝血因子的剂量与体重相关，体重越大剂量需求越大，经济负担越重。适当控制体重可以减少用药剂量。

3. 稳固健康的关节依赖于健壮肌肉的保护，因此体重过轻，肌肉组织发育不良容易增加关节出血的频率。

四、家庭常用药指导

因血友病患者时刻存在出血风险，用药前应咨询医师，并告知血友病病史。日常用药尤其需要避免或慎用两类药物：一是抑制血小板功能和具有抗凝作用的药物；二是对胃肠道刺激较大而可能诱发胃肠道出血的药物。解热镇痛药是患者最常备用的药物，用于缓解发热、头痛、流涕、咳嗽等感冒不适以及关节疼痛等情况，但也是最需要正确选择的药物。①避免使用的解热镇痛药：阿司匹林、吲哚美辛（消炎痛）、布洛芬、双氯芬酸等传统非甾体抗炎药，包括含有上述药物的复方制剂，但不包括选择性COX-2抑制剂；②推荐使用的感冒用药：百服宁/日夜百服宁、泰诺、泰诺林、新康泰克等成分类似的退热药；氯雷他定（开瑞坦）、马来酸氯苯那敏（扑尔敏）等抗过敏药；③推荐使用镇痛药：百服宁、西乐葆（选择性COX-2抑制剂）、曲马多或吗啡缓释片等。

五、日常生活管理

（一）日常生活方式管理

日常生活中活动强度和方式需要根据自己的身体状况、既往出血诱因和活动经验，调整适合自己的方式，或根据个体PK数据，查看当前因子水平，选择适合强度的活动方式。建议在日常外出活动或进行较剧烈运动之前，可以采取临时注射适量凝血因子的方法，预防出血的发生。

（二）随身携带疾病信息卡

为了应对紧急状况，所有患者（尤其是外出旅行时）应随身携带易于查阅的血友病诊断证明及相关信息的疾病卡（急诊卡），其中包括诊断类型、严重程度、抑制物信息、使用凝血因子产品类型、治疗不同程度出血的初始剂量以及血友病中心医护人员的联系信息，以便遇紧急情况时随时随地获得正确救治和及时寻求帮助。

（三）家庭成员的辅助

家庭成员是血友病患者日常生活的最大支持者，也是管理和处置患者出血风险问题的最好协助者。血友病中心可以为其家庭成员提供宣教资源，指导家庭成员掌握不同生长和发育阶段患者的照顾方式，尤其是婴幼儿、叛逆期青少年和老年患者。同时，也需要提醒家长不要忽略患儿健康的兄弟姐妹或其他家庭成员可能发生对患儿的不利影响。

（四）情绪管理

血友病患者会给家庭带来经济负担，加上慢性病痛、活动受限和反复注射等，使正常生活在多方面受到限制，患者及家庭成员都可能出现疲劳、抑郁以及一系列情绪低落或烦躁的表现，需通过血友病中心提供的各方面宣教支持和参与户内户外各种有益和休闲的活动，不断学习血友病知识，学会理性分析疾病状况，了解稳定情绪方法，主动寻求心理援助。儿童患儿的家长需让患儿保持正常的作息和生活秩序，合理安排学习、娱乐和居家活动，家长宜多陪伴儿童，多给他们读书、讲故事、做亲子游戏，营造安全和谐的家庭氛围。老年患者可能会因长期血友病性关节病导致肢体活动明显障碍，加上身体功能及记忆力减退，造成自理能力的丧失而影响生活质量，并可能出现心理问题，为此，家庭成员更应多陪护和鼓励，适当使用镇痛药物，尽量使用护具等方式增加家中或户外活动时间，尽可能保持其独立生活能力。

六、体力活动与康复锻炼管理

（一）体力活动与体育运动

鼓励患者进行适当体力活动，促进身心健康和肌肉发育，有利于增强肌肉力量和提高协调性，保持身体素质、机体功能、健康体重和自尊自信。

运动方式的选择需顺应个人的喜好兴趣、能力、身体状况、自己日常经验及预防治疗水平，并按照循序渐进的原则，坚持经常性户内或户外体力活动。应鼓励参加非对抗性的运动，如游泳、散步、自行车、乒乓球等，即多做不负重的有氧运动。除非患者已采取良好的预防措施，应避免参加一旦受伤则可能危及生命的运动，如强烈对抗和碰撞的运动（足球、曲棍球、橄榄球、拳击、摔跤等）和高速运动（摩托车、越野赛和滑雪等）。

存在靶关节或关节障碍的患者在进行体力活动之前，建议咨询专业人员，确定哪些活动方式合适，是否需要护具或夹板保护靶关节和临时预防治疗（给予凝血因子注射和其他措施）。骨骼肌肉功能障碍的患者应鼓励在不妨碍关节健康的情况下进行负重运动，以促进肌力恢复和保持良好的骨密度。鼓励患者多参加血友病中心等组织的体育活动。

近年来，部分患者能够接受更高剂量或长效凝血因子的预防治疗，其FⅧ/FⅨ谷浓度可维持在3%～5%或更高水平，有些患者已使用艾美赛珠单抗行维持治疗，这些患者的日常活动强度可以适当提高。

（二）康复锻炼

康复锻炼对于所有患者，尤其是已有血友病性关节病的患者尤为重要（详见第十章）。

七、预防接种

血友病儿童或成人患者都可以且应该进行国家规定的预防接种，采取注射方式的疫苗接种时需注意以下事项：①尽量采用皮下注射，且注射部位宜表浅，注射后需局部按压5分钟以上。②如果需要肌内注射，最好临时注射适量凝血因子后马上进行，注射前先用冰袋对注射部位冷敷5分钟，尽量使用已有的最小规格针头，注射后按压5分钟以上。③注射后如发现注射部位处有明显触痛、肿胀、触摸有发热感，可用冰敷减轻疼痛，并及时与血友病医护人员联系。④抑制物阳性患者，尤其是高滴度抑制物者，可以暂缓注射接种，等待抑制物转阴或滴度下降至低滴度水平后再进行。如果需要紧急接种，需与血友病中心医师联系处置。⑤感染HIV患者应该避免接种活病毒疫苗（如口服脊髓灰质炎疫苗和麻疹-腮腺炎-风疹联合疫苗）。

八、婚育与性生活

血友病患者可以享有正常的两性生活。重型血友病患者极少数情况下性交或手淫会引发出血，多表现为局限于阴茎的小瘀斑，此时最好暂停性生活数天或直至完全恢复。个别患者可能会发生腰肌或髂腰肌出血，需要立刻注射足量凝血因子，联系血友病中心医护人员，接受相应检查和后续治疗。

血友病患者可能会因为疼痛或者害怕疼痛而影响性欲，血友病性关节病可能会限制正常性生活，可适当采用疼痛管理方法。少数血友病并发症可能会伴有性功能障碍（缺乏性欲和勃起功能障碍等），如慢性HCV和HIV感染、高血压和糖尿病以及某些药物会影响性生活，可以咨询相关专科医师。西地那非（伟哥）、他达拉非（希爱力）等用于治疗男性勃起功能障碍的药品可以适当使用，但这些药物可轻度抑制体外血小板聚集，有可能引起鼻充血或鼻出血。

九、择业指导

血友病患者的职业选择一般与疾病的严重程度有关，重型血友病患者因常有自发性出血或受伤容易出血等原因，可选择从事脑力劳动相关的工作，如电脑编程、金融会计、电子商务等工作。轻型血友病患者基本无限制，但仍尽量避免重体力或剧烈活动的职业。中型血友病患者需要根据具体出血表型、关节状况和是否预防治疗等情况决定。要鼓励家长对血友病儿童进行规范化治疗，尽早开展预防治疗，避免残疾，并及早进行职业规划，制定远期的目标，快乐学习，健康成长。

十、抑制物阳性者的家庭指导

抑制物阳性者虽然出血次数不一定增加，但出血后的止血更加困难且费用增加，容易出现严重并发症，故其日常生活管理更需要避免出血诱因、规范管理和及时治疗。

血友病护士需要加强该类患者的宣教和沟通，特别是需要及时咨询和处置指导。最好将这类患者组群宣教，传授抑制物阳性者如何不同于一般血友病者的注意事项，了解旁路止血治疗和ITI治疗，以及艾美赛珠单抗在抑制物阳性血友病A患者中的长期预防作用。

>>> 推荐：

1. 血友病患者要注意居家及周围环境安全，尤其患儿家长更要关注患儿的生活空间，减少受伤隐患。

2. 血友病患者保持良好的口腔卫生习惯是至关重要的生活保健之一，从而避免牙周病和龋齿导致经常性牙龈出血。

3. 患者需要依据自己状况掌握合适的生活方式。

4. 鼓励患者进行适当体力活动和康复锻炼，有利于肌力强化和协调性提高而改善关节功能障碍，促进身心健康。

5. 患者虽然没有饮食禁忌，但保持健康膳食防止肥胖，有助于避免加重关节负担、凝血因子剂量增加而造成的经济负担。

6. 禁用或慎用影响血小板功能等而增加出血风险的药物。用药前应咨询医师，并告知血友病病史。

7. 血友病患者可以进行预防接种，只是肌内注射时需要给予凝血因子保护。

8. 患者可以享有正常的两性生活，婚育前最好能遗传咨询。

9. 患者的职业选择需考虑疾病的严重程度。

10. 抑制物阳性患者的日常生活管理需要更加避免出血诱因，也更需要规范管理和及时治疗。

第五节　教育和培训

血友病护士主动而有计划地开展面向血友病患者/照护者、医护人员及公众的教育活动是非常必要的，也是血友病护士重要职责之一。血友病护士既是教育和培训的协调者，又是主导者。

一、血友病患者/照顾者的教育和培训

（一）教育和培训内容

血友病护士作为患者/照护者的最主要教育和培训提供者，需要全面了解血友病教育和培训内容，根据血友病患者各年龄时期生理特点以及疾病发展的各个阶段，分层提供血友病患者/照顾者血友病护理知识及技能的宣教及培训。首先需要让患者/照顾者充分了解和真正体会到学习血友病知识在其一生中的重要作用，为血友病患者赋权，使他们获得日常活动中能够自我管理所需的必要技能和知识的能力，以保持病情可控，尽量减少疾病对身心健康的影响。一是家庭治疗和自我管理的教育和培训（表12-1），因为家庭治疗是血友病终身治疗的最主要方式，必须由血友病中心的专业人员密切监管，且只有在患者/照护者得到充分的教育和培训后才可开始进行。二是针对不同年龄血友病患者心理特点的健康教育（表12-2）。三是经常性开展血友病诊疗进展的宣教，使其不断学习血友病新知识。

表12-1　家庭治疗和自我管理的教育和培训

家庭治疗知识技能	自我管理知识技能
了解血友病基础知识	自我日常生活管理和体育锻炼等
识别不同部位出血的症状，评估严重程度，并阐述急救措施	预防性凝血因子替代治疗风险管理
识别常见并发症，评估严重程度，并阐述急救措施	疼痛管理
正确计算、存放、配制和管理凝血因子浓缩剂和/其他治疗产品	适当的辅助治疗（如PRICE原则、抗纤溶药、镇痛药等）
掌握无菌技术	情绪管理，自我保健
掌握自我输注/自我注射技术（静脉穿刺或中央静脉导管的应用），知晓输注凝血因子浓缩物和/其他治疗产品的注意事项、可能出现的不良反应及处理方法	风险管理和概念化 抑制物管理 应对紧急情况的管理 口腔管理
正确书写和保存治疗记录，知晓何时应该就医或咨询血友病综合关怀团队	并发症的管理
保持血友病综合关怀团队的联络	
知晓医疗废物的正确处置	
识别及处理潜在风险等	

表12-2　不同年龄阶段血友病患者心理特点及健康教育重点

分期	心理特点	常见问题	健康教育重点
0～5岁 （学前期）	家长恐惧 孩子孤独	诊断、遗传	学习治疗、鉴别症状，避免过度保护
6～9岁 （学龄期）	缺乏自信	缺课、不能参加各种活动	与学校沟通，加强对家长的教育
10～13岁 （青春期前）	对身体变化感到害羞 不听管教	开始自我管理，且尝试危险性活动	教孩子学会承担责任
14～17岁 （青春期）	叛逆	放弃学业、拒绝治疗	成熟与独立
18岁～ 成年	依恋或独立 身体变化	治疗费用、工作、婚恋、社会性	独立，有责任感，对自己负责

（二）教育和培训管理

1. 教育和培训前，对血友病患者/照顾者进行充分且个体化的生理-心理-社会评估。以综合培训和针对性培训、集中培训和个体化培训相结合的方式，确保培训的广泛性、针对性和实效性。

2. 在充分考虑患者身体状况的前提下，选择适宜的培训方式、培训地点和培训时机。充分调动患者的积极性、主动性，提升自主学习能力。

3. 将教育和培训融入到护理工作的每个环节中，如就诊、治疗、康复护理、电话随访、家庭访视等；利用相关纪念日开展宣教和培训，如世界血友病日、罕见病日、儿童节、辞旧迎新等。

4. 根据患者数量和不同层次安排教育和培训频率，尤其是家庭治疗的自我注射，需要小班且更多频次的培训。依据中国血友病中心建设标准，血友病诊疗中心和治疗中心至少开展区域患教活动≥2次/年。

5. 创新教育和培训方式，如小组活动、同伴教育、榜样示范、角色扮演、趣味游戏等。利用倾听和共情技术，适当给予物质奖励和精神鼓励，增强宣教和培训效果。

6. 教育和培训后需要进行评估，可以通过随访并及时收集学习者反馈开展效果评价，持续改进宣教和培训质量。评估内容包括宣教和培训效果满意度、患者对疾病的认知程度、自我注射完成率、自我管理依从性、年出血率/关节评分改善率、定期随访率等。

二、血友病MDT成员的教育和培训

血友病MDT需要定期交流，沟通经验和操作协调，学习不同学科在血友病诊疗领域的新进展，也为血友病MDT新加入的医护成员提供血友病基础知识培训和教育指导，使团队成员均获得血友病诊疗相应资质证书，确保本中心医疗安全及血友病管理的一致性。

血友病护士既是教育者之一和主要协调者，必须全面熟悉自己的专业领域，以便与受教育者有效地分享信息和资源，同时也是学习者，应定期接受培训，不断修正、补充新知识、新方法，确保教育和培训内容科学准确、生动有效。

三、公众的教育和培训

1. 主动参与或组织血友病相关知识的公众科普宣传，定期举行血友病疾病认知公众宣教活动，推广和普及血友病相关知识，增强公众对血友病的认知和关爱。

2. 重点对患者学习、工作场所的相关人员进行访视和宣传，提高患者涉及相关场所的正常人员对罕见病之一血友病患者的爱心关注和重视，为血友病患者创造一个相对安全的就学、就业环境。

3. 结合当地条件，利用教育和培训手册、辅助教学工具等各类信息手段和资源，如口头、文字、视频、网络等，开展多种形式的知识传播。

>>>推荐：

1. 让患者/照顾者了解和真正感知不断学习血友病知识在其一生中的重要作用。

2. 根据血友病患者各年龄时期生理特点以及疾病发展的各个阶段，分层提供血友病患者/照顾者血友病护理知识及技能的宣教及培训。

3. 家庭治疗和自我管理的知识教育和技能培训是血友病终身关怀中最重要的教育内容。

4. 血友病多学科医护团队需要不断学习不同学科在血友病诊疗领域的新进展，为新加入的医护成员提供血友病基础知识培训和教育指导。

5. 主动参与或组织血友病相关知识的公众科普宣传，增强公众对血友病的认知和关爱。

（李魁星　陈玲玲　柳竹琴　赵　华　程　彦　王春立　吴心怡　孙　竞）

参 考 文 献

［1］杨仁池，王鸿利. 血友病［M］. 2版. 上海：上海科学技术出版社，2017.

［2］孙竞. 血友病护理关怀手册［M］. 北京：科学普及出版社，2008.

［3］中华医学会血液学分会血栓与止血学组，中国血友病协作组. 血友病治疗中国指南（2020年版）［J］. 中华血液学杂志，2020，41（4）：265-271.

［4］中华医学会血液学分会血栓与止血学组，中国血友病协作组. 血友病诊断与治疗中国专家共识（2017年版）［J］. 中华血液学杂志，2017，38（5）：364-370.

［5］中华医学会血液学分会血栓与止血学组中国血友病协作组. 凝血因子Ⅷ/Ⅸ抑制物诊断与治疗中国指南（2018年版）［J］. 中华血液杂志，2018，39（10）：793-799.

［6］Pollard D，Harrison C，Dodgson S，et al. The UK haemophilia specialist nurse：Competencies fit for practice in the 21st century［J］. Haemophilia，2020，26（4）：622-630.

［7］Khair K，Ranta S，Thomas A，et al. The impact of clinical practice on the outcome of central venous access devices in children with haemophilia［J］. Haemophilia，2017，23：e276-e281.

第十三章

合并血栓性疾病的治疗

虽然血友病以自发性或创伤后的出血为主要临床表现，而且凝血因子的相对缺乏在某种程度上对血栓形成可能具有一定的保护作用，但无论动脉血栓性疾病还是静脉血栓栓塞症仍可发生于血友病患者。随着治疗的进步和寿命的延长，预期未来将有更多的血友病患者可合并各种心脑血管疾病。如何管理这些合并血栓性疾病或血栓栓塞并发症高风险（如心房颤动）的血友病患者极具挑战。鉴于缺少相关的循证医学证据，本章主要参考国内外专家的共识和相关指南做出建议和推荐。

第一节　抗栓治疗的一般原则与注意事项

无论是抗凝治疗还是抗血小板治疗均可能增加血友病患者的出血风险。由于相关的循证医学证据匮乏，因此多数指南均基于有限的低质量临床研究或专家意见。

对于合并动脉或静脉血栓性疾病的血友病患者，是否进行抗栓治疗都需要在充分评估患者自身的出血和血栓风险以及衡量抗栓治疗的利弊后再做出个体化选择。此外，血友病替代治疗凝血因子制品的选择、替代治疗的强度、给药方式（持续静脉输注或间断静脉输注）均可能对患者出血和血栓风险产生影响。在合并心血管疾病或静脉血栓栓塞症的血友病患者管理中，多学科协作并充分征求相应专科专家的建议至关重要。

拟进行抗栓治疗的血友病患者在制订抗栓治疗方案前应首先考虑如下因素：

1. **出血表现型**　患者既往出血的频率以及出血严重程度如何？有无自发出血还是仅有创伤后出血？既往创伤或手术后的止血情况如何？血友病患者如未伴抑制物，在充分的替代治疗后其出血风险基本可控；如伴抑制物，由于旁路止血治疗的有效率为80%～90%，仍有部分患者存在出血高风险。因此，对于无法进行有效替代治疗或伴抑制物的血友病患者，抗栓治疗尤其应谨慎对待。

2. **抗栓治疗药物的特征** 应充分了解抗栓药物的药理学特性（如抗栓作用是否可逆、疗效持续时间的长短）、PK特征（如作用达峰时间、半衰期等）、疗效及安全性（出血风险）以及在发生出血事件时是否存在有效的特异性拮抗剂等。建议尽可能首选半衰期较短、作用可逆或有特效拮抗剂的药物。

3. **抗栓治疗的强度** 一般情况下，抗栓治疗的强度越高，出血风险越大。例如，治疗剂量的抗凝治疗出血风险高于预防剂量的抗凝治疗，双联抗血小板治疗高于单药抗血小板治疗。通常建议在可能的情况下，高强度抗栓治疗应尽可能缩短疗程，并在充分的凝血因子保护下进行。

4. **抗栓治疗的疗程** 不同疾病情况下，抗栓治疗的疗程差异显著。例如，冠状动脉疾病（coronary artery disease，CAD）患者在行经皮冠状动脉介入治疗（percutaneous coronary intervention，PCI）期间仅需要术中和术后短期抗凝，但所有CAD患者却需要长期的抗血小板治疗，而心房颤动或人工瓣膜置换术后患者则可能需要长期抗凝。对于接受短期抗栓治疗的血友病患者，通过替代治疗降低出血风险较为切实可行。但对于需要长期抗栓治疗的患者，长期替代治疗可能的费用以及患者的依从性都是确定抗栓治疗疗程重要的考虑因素。

虽然缺乏充分的循证医学证据，但多数专家意见和相关指南建议在给予不同抗栓治疗时，凝血因子替代治疗的目标值分别如下：抗凝治疗或双联抗血小板治疗（谷浓度＞30%）；单药抗血小板治疗（谷浓度＞5%）（图13-1）。应指出的是，上述建议的血友病患者可接受抗栓治疗的凝血因子安全水平仅是经验性推荐，是否给予抗栓治疗以及使用何种抗栓治疗方案应在对每位血友病患者其血栓栓塞风

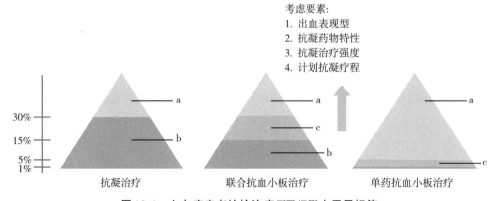

图13-1 血友病患者抗栓治疗FⅧ/FⅨ水平目标值

注：a. 可以使用；b. 避免使用；c. 在充分考虑图中所列注意事项后酌情应用。

险和出血风险充分评估后做出个体化选择。

血友病患者在接受抗栓治疗期间，应密切监测有无出血和血栓进展的表现。凝血因子水平的实验室监测对于指导抗栓治疗期间合理的替代治疗强度、降低出血和血栓的风险亦具有重要价值。

第二节　合并静脉血栓栓塞症

由于凝血因子的缺乏，血友病患者发生静脉血栓栓塞症（venous thromboembolism，VTE）的风险降低。血友病患者绝大多数静脉血栓事件的发生均存在一定的诱因，如围术期或替代治疗。无明显诱因的特发性VTE非常罕见。

一、凝血因子替代治疗与VTE

血友病A或血友病B患者由于分别缺乏FⅧ和FⅨ，可能有助于防止静脉血栓事件的发生。但在接受替代治疗的血友病患者，如果凝血因子水平超过正常值，则可能反而导致获得性易栓状态的出现。FⅧ水平升高是已知的VTE发生的危险因素，当FⅧ活性＞150%时，其发生血栓的风险是FⅧ活性＜100%者的4.8倍。我国血友病B患者的替代治疗药物主要包括基因重组FⅨ产品或病毒灭活的血浆源性凝血酶原复合物（PCC），因前者花费较高，故后者的应用更为普遍。相对于采用基因重组FⅨ制剂替代治疗的患者，采用PCC进行替代治疗时具有更高的血栓发生风险。这主要是由于PCC除补充FⅨ外，同时含有的其他凝血因子（FⅡ、FⅦ、FⅩ）在多次输注后会在体内发生蓄积，进而增加VTE的风险。特别是FⅡ和FⅩ的半衰期较长（可分别长达60小时和40小时），如在短时间内反复多次输注PCC，可导致患者FⅡ和FⅩ水平的显著升高。此外，PCC制备过程中可能导致部分凝血因子的激活。既往研究显示，与输注重组FⅨ产品相比，血友病B患者输注PCC后可出现多种凝血活化分子标志物的升高如凝血酶原片段1＋2、纤维蛋白肽A、凝血酶-抗凝血酶复合物等。手术、制动等危险因素可进一步增加血友病患者PCC相关的血栓风险。

二、其他止血治疗措施与VTE

血友病伴抑制物的患者在使用旁路制剂如重组活化人凝血因子Ⅶ（rFⅦa）

和活化凝血酶原复合物（APCC）治疗时，VTE发生的风险亦有升高。艾美赛珠单抗与APCC合并使用时，亦可能导致包括VTE和血栓性微血管病在内的血栓并发症的发生。此外，近期血友病患者非凝血因子治疗方案如Fitusiran（靶向抗凝血酶RNAi疗法）、Concizumab（TFPI单克隆抗体）等新药的前期临床试验中亦有静脉血栓栓塞事件发生的报道。

三、围术期与VTE

手术是诱发VTE发生重要的危险因素之一，特别是骨科大手术例如全髋关节置换术、全膝关节置换术，围术期VTE发生的风险尤其显著升高，需给予常规的静脉血栓预防治疗。而血友病患者因血友病性骨关节病引起的疼痛、关节活动障碍和残障，常导致其最终需要接受骨科手术治疗。围术期凝血因子替代治疗有可能进一步增加血友病患者VTE发生的风险。回顾性研究显示，进行全髋关节置换术或全膝关节置换术的血友病患者，在未给予药物预防性抗凝的情况下，症状性VTE的发生率为0.5%～1%，显著低于一般人群（约4.3%）。血友病A患者骨科大手术围术期VTE发生率较低的机制可能与其血浆中FⅧ水平有关。作为急性时相蛋白的一种，FⅧ水平在非血友病人群术后通常显著升高，而血友病A患者在围术期通过对FⅧ活性水平的监测以及相应替代治疗的调整，可避免FⅧ水平长期显著升高。与接受纯化的血浆源性凝血因子浓缩物或重组凝血因子产品的血友病患者相比，在围术期接受PCC替代治疗方案的血友病B患者发生VTE的风险更高。其可能的机制如同前述。鉴于血友病患者骨科大手术后VTE的发生率较低以及抗凝治疗可能的出血风险，目前多数血友病中心并未对拟行骨科大手术的血友病患者在围术期给予常规的预防性抗凝。

四、VTE发生的其他危险因素

其他可能导致血友病患者发生VTE的危险因素还包括制动、合并肿瘤或中心静脉导管置入等。在非血友病人群，特别是在肿瘤患者，导管相关血栓是中心静脉导管置入常见的并发症之一。在外周血管条件不佳而需要长期预防治疗或进行免疫耐受诱导的血友病患者，可能会考虑采用包括静脉输液港在内的中心静脉导管置入。目前已有血友病患者导管相关血栓的少数报道。在置入中心静脉导管的血友病患者，应定期随访监测有无导管相关血栓的临床表现，影像学评估导管尖端位置是否恰当，并在无留置指征时尽早给予拔除。

五、VTE的预防

对于拟进行VTE高危风险手术如骨科大手术、腹腔肿瘤手术或术后需长时间卧床的血友病患者，应充分评估其出血风险和VTE发生的风险。对VTE风险的评估应充分考虑围术期凝血因子替代治疗方案、强度和疗程对VTE发生风险的影响，例如血友病B患者若使用PCC作为围术期替代治疗药物，其血栓风险明显高于重组FIX产品。在手术前进行凝血因子替代治疗的预试验，通过对个体凝血因子制品PK参数的评估可能有助于指导血友病患者围术期的替代治疗方案，避免凝血因子水平过高或过低从而导致血栓或出血风险的增加。此外，定期监测围术期替代治疗期间的凝血因子水平亦具有重要意义，以尽可能防止过度替代导致凝血因子水平过高带来的血栓风险。若患者同时存在出血高风险和VTE高风险，可考虑采取机械预防措施，并在可能的情况下鼓励患者尽早下地活动。当患者血栓事件的风险超过可能的出血风险时，可在充分替代治疗的基础上给予预防剂量的抗凝治疗。但对于伴抑制物的血友病患者，鉴于其出血风险，通常不建议给予药物预防。

六、VTE的治疗

对于合并急性VTE的血友病患者的治疗，目前仍缺乏循证医学的相关证据。血友病患者在给予充分的替代治疗后可维持正常或接近正常的止血功能，因此血友病自身不应被视为抗凝治疗的绝对禁忌。目前多数专家认为，在血友病患者凝血因子谷浓度保持在＞30%时，可以安全地进行治疗剂量的抗凝治疗。也有观点认为凝血因子活性水平＞15%或20%时，即可以给予抗凝治疗。对发生有急性VTE事件的血友病患者，在拟定治疗方案前同样应充分评估患者的出血风险和血栓进展或复发的风险。若血友病患者无法进行有效的替代治疗，或者同时合并其他出血高危因素或抗凝禁忌，可考虑置入可回收下腔静脉滤器并在患者可接受抗凝治疗时或是滤器回收窗内予以拔除。由于伴抑制物的血友病患者的旁路止血治疗的疗效难以预测，通常不建议给予抗凝治疗。对于其他合并急性VTE的血友病患者，如存在明确的抗凝治疗指征，可在替代治疗的基础上给予抗凝治疗。接受抗凝治疗的血友病患者应密切监测出血和血栓事件相关的临床表现，并加强凝血因子替代治疗的实验室监测。

选择抗凝治疗药物时应充分考虑抗凝药物的出血风险、半衰期以及有无特异性的拮抗剂。普通肝素或低分子量肝素的半衰期较短，且其抗凝作用可被拮抗（普通肝素）或是部分拮抗（低分子量肝素），因此，一般建议在初始抗凝治疗时选择普通肝素或低分子量肝素。由于血友病患者存在基线APTT的延长，导致普通肝素的实验室监测和剂量调整困难，建议首选低分子量肝素。虽然目前直接口服凝血因子抑制剂（如达比加群、利伐沙班等）已被多数指南推荐用于一般人群VTE的初始治疗，而且国外已有其特异性拮抗剂上市，但在血友病患者中应用的经验较少，加之特异性拮抗剂价格昂贵且不易获得，因此，不建议用于血友病患者VTE的治疗。处于VTE急性期的血友病患者建议在充分替代治疗的基础上（保持凝血因子谷浓度＞30%）给予治疗剂量的低分子量肝素抗凝。为降低出血风险，可以通过调整低分子量肝素的给药时间，使其抗凝作用峰值出现在替代治疗后凝血因子水平处于较高水平的时段。在抗凝治疗的疗程方面，对于存在诱因的VTE，一般人群抗凝治疗的疗程通常推荐为3个月，但血友病患者因其出血风险以及自身对于静脉血栓事件的保护作用，可考虑相对短疗程的足量抗凝（如6～8周）。对于无诱因的VTE（特发性VTE），抗凝治疗的疗程以及是否过渡至口服抗凝应在和患者充分交代抗凝治疗的利弊后，征得患者知情同意，做出个体化选择。

>>>推荐：

1. 拟接受高VTE风险手术的血友病患者术前应充分评估其VTE风险和出血风险。

2. 拟接受高VTE风险手术但伴高出血风险的患者，推荐采用机械性血栓预防措施，并鼓励患者术后早期下地活动。

3. 经充分评估出血和血栓风险后拟采用抗凝药物预防VTE的血友病患者应在有效替代治疗的基础上进行。

4. 发生急性VTE的血友病患者应充分评估患者的出血风险和血栓进展或复发的风险，需要时可在充分替代治疗的基础上给予短期的足量抗凝。

5. 伴抑制物的血友病患者一般不推荐抗凝治疗。

第三节　合并心血管疾病

随着治疗的进步，血友病患者的寿命日趋接近正常人群，因而也同样面临合并心血管疾病的风险。目前关于血友病是否可以防止动脉粥样硬化和心血管事件的发生仍存有争议。老年人群常见的心血管危险因素同样可增加血友病患者心血管事件发生的风险。高龄、肥胖、吸烟、高血压、高脂血症、糖尿病以及炎症（血友病B患者表现为超敏C反应蛋白和FⅧ水平升高）都可能在血友病患者促进心血管疾病发生。事实上，高血压等传统的心血管危险因素在血友病患者较一般人群甚至更为常见。

一、CAD

与一般人群一致，血友病患者同样可发生动脉粥样硬化，但心血管事件的死亡率低于一般人群，推测可能与血友病患者粥样斑块破裂后凝血酶生成的水平减低有关。老年血友病患者给予充分的替代治疗后是否会导致心血管事件的死亡率增加，目前仍不清楚。虽然不同严重程度的血友病患者均可能合并CAD，但轻型和中间型患者的发病率更高。

（一）预防

初级预防对于减少心血管疾病的发生、降低致残率和死亡率具有重要意义。血友病患者可合并高血压、糖尿病、高脂血症等多种心血管危险因素，且由于关节病变和活动减少常导致超重和肥胖的发生。因此，血友病专职医护人员应加强对血友病患者的教育，指导患者建立良好的生活方式，包括合理运动、控制体重、忌烟、低脂低盐饮食，并积极控制高血压、糖尿病等合并症。血友病中心应将心血管危险因素列为成年血友病患者（年龄＞40岁）定期随访监测项目，建议包括血压、血脂、空腹血糖、BMI、颈动脉内膜厚度等监测。

（二）管理

目前仍缺乏指导合并CAD血友病患者管理的循证医学指南，但处理原则同非血友病患者。对于该类患者，推荐在血液科医师和心内科医师组成的MDT密切协作下拟定管理策略。血友病患者为出血高危人群，在接受抗栓治疗或介入性治疗时可能需要给予替代治疗以补充缺乏的凝血因子。对于抗栓治疗方案和冠状动脉血运重建方式的选择应充分衡量患者CAD病变严重程度、可能的预后以及患者自身和干预措施相关的出血风险，进行个体化评估。

（三）PCI

血友病患者并非PCI的禁忌证，在充分的凝血因子替代治疗下，有适应证的患者可安全地进行PCI。

1. 介入治疗入径　桡动脉易于压迫止血、方便观测，并可减少股动脉入路相关的出血风险（腹膜后出血和穿刺部位血肿），建议优先选择桡动脉入路进行PCI。

2. 支架选择　需要植入支架的患者，早期的指南或专家共识建议优先选择裸金属支架，主要是基于裸金属支架与药物洗脱支架相比，其术后所需双联抗血小板治疗的时间较短（前者1个月，而后者6～12个月）。然而新一代的药物洗脱支架具有更好的生物相容性，降低了再狭窄率和晚期支架内血栓形成的风险，可以允许双联抗血小板治疗的疗程缩短至1～3个月。因此，PCI术支架的选择建议由心内科医师根据冠状动脉病变性质做出决定。此外，虽然仍缺乏相关数据，但在高出血风险的血友病患者使用药物洗脱球囊而避免支架植入亦是一个可以考虑的选择。目前可降解支架由于需要双联抗血小板治疗的疗程更长，对于血友病患者缺乏相关临床证据，故不宜选择。

（四）抗凝治疗

抗凝治疗应在凝血因子充分替代的情况下进行。普通肝素可以监测、半衰期短且有相应拮抗剂，因此在急性冠脉综合征（acute coronary syndrome，ACS）患者以及PCI术中及术后的抗凝治疗建议首选普通肝素。近年来比伐卢定（直接凝血酶抑制剂）被越来越多地用于PCI术中的抗凝，与普通肝素或普通肝素联合血小板膜糖蛋白Ⅱb/Ⅲa受体拮抗剂相比具有出血风险更低的优势。对上述两种抗凝药物的选择建议应在与心内科医师商议后决定。

（五）抗血小板治疗

为降低出血风险，血友病患者在ACS及PCI术后应尽可能缩短双联抗血小板治疗的疗程，通常建议为1个月。双联抗血小板治疗方案推荐使用阿司匹林（首剂300mg，其后100mg/d维持）联合氯吡格雷（首剂300～600mg，其后75mg/d维持）。在双联抗血小板治疗期间，建议同时加用质子泵抑制剂保护胃黏膜以降低消化道出血的风险。在ACS患者停止双联抗血小板治疗后和稳定型心绞痛患者，建议长期口服单药阿司匹林100mg/d。普拉格雷和替格瑞洛由于具有更高的出血风险，在血友病患者中应用的经验较少，目前尚不推荐常规用于合并CAD血友病患者的抗栓治疗。血小板膜糖蛋白Ⅱb/Ⅲa受体拮抗剂目前在血友病患者中应用的经验有限，一般情况下亦不予推荐，其使用应严格选择适应证并在充分替代治疗基础上进行。

（六）溶栓治疗

对于合并ST段抬高心肌梗死的血友病患者，一般建议首选PCI。若无条件进行PCI，是否进行溶栓治疗应在充分评估出血风险和心血管疾病严重程度后选择。若进行溶栓治疗，应给予充分的凝血因子替代治疗。

（七）冠状动脉旁路移植术

其适应证同非血友病人群。由于冠状动脉旁路移植术（coronary artery bypass grafting，CABG）中需要体外循环以及完全肝素化，对于血友病患者尤其具有挑战。目前仅有少数的小规模临床研究和病例报道。CABG围术期的替代治疗原则总体同其他类型大手术，一般建议围术期凝血因子应替代至80%～100%直至伤口愈合。

（八）凝血因子替代治疗

在ACS抗凝治疗期间以及PCI术前至术后48小时，应使凝血因子峰浓度维持在80%～100%，PCI术后还要求24小时内保持凝血因子谷浓度＞50%。与分次静脉输注相比，持续静脉输注可减少凝血因子总用量，并可避免血浆凝血因子水平的波动。ACS急性期和PCI围术期应避免过度替代导致凝血因子水平显著升高而增加血栓事件的风险，有条件时应密切监测血浆凝血因子水平，但需注意的是，肝素抗凝会影响一期法FⅧ/FⅨ活性（基于APTT原理）的测定。停止抗凝治疗后的双联抗血小板治疗期间，建议维持凝血因子谷浓度在30%左右（至少＞15%）。随后的单药阿司匹林抗血小板治疗期间，建议维持凝血因子谷浓度在5%（至少＞1%）。长期接受阿司匹林单药抗血小板治疗的重型血友病患者，若没有条件维持长期替代治疗，可根据患者的出血表现决定继续或停用抗血小板治疗。图13-2总结了对合并CAD血友病患者的管理策略。

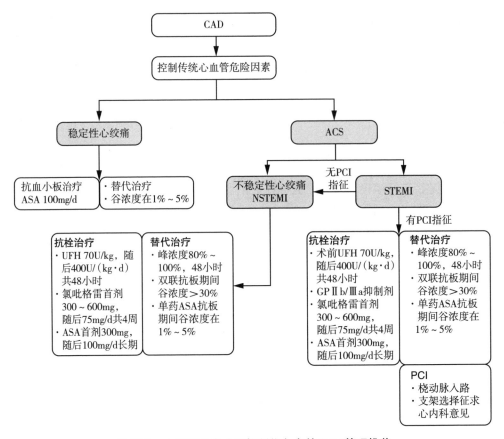

图13-2　血友病患者（无抑制物）合并CAD管理推荐

注：CAD，冠状动脉疾病；ACS，急性冠脉综合征；ASA，阿司匹林；NSTEMI，非ST段抬高心肌梗死；STEMI，ST段抬高心肌梗死；PCI，经皮冠状动脉介入术；UFH，普通肝素。

>>> 推荐：

1. 40岁以上的患者应定期筛查和管理心血管疾病的危险因素。

2. 应由血液科和心内科医师组成的MDT进行管理，在充分评估患者出血和血栓风险后制订个体化的治疗策略。一般处理原则同非血友病人群，但需要经替代治疗等纠正其凝血功能异常。

3. 无抑制物的患者在充分的替代治疗下可以安全地接受抗凝和抗血小板治疗、经皮冠状动脉介入治疗（PCI）或冠状动脉旁路移植术（CABG）。

4. 使用单药抗血小板治疗时的凝血因子谷浓度应在1%～5%；双联抗血

小板治疗期间的凝血因子谷浓度应在15%～30%；

5. PCI治疗时，在给予治疗剂量的整个抗凝期间应维持凝血因子峰浓度在80%～100%；

6. 无条件进行PCI的ST段抬高心肌梗死的血友病患者是否采取溶栓治疗，应在充分评估出血风险和心血管疾病严重程度后选择；若进行溶栓治疗，应给予完全的凝血因子替代。

7. CABG与其他类型大手术相同，推荐围术期凝血因子峰浓度80%～100%，直至伤口愈合。

二、心房颤动

非瓣膜病心房颤动（简称房颤）是最常见的心律失常之一，可显著增加缺血性脑卒中事件的发生率。房颤的患病率随年龄增长而逐渐升高：55岁以下人群<0.1%，65～69岁人群约为3%，而在80岁以上老年人群可达9%。近期研究显示，血友病患者房颤的患病率与同龄人群近似，且其患病率同样随着年龄增长而增加。目前没有证据显示血友病可减少房颤相关的血栓栓塞并发症的发生。

（一）房颤的管理

合并房颤的血友病患者建议由血液科医师和心内科医师组成的MDT进行管理。房颤的治疗主要包括心室率和节律控制以及抗栓治疗。其中心室率和节律控制包括药物治疗、电复律、经导管消融治疗等，但这些措施并不能完全替代抗栓治疗的作用，特别是在血栓栓塞高危的患者。

（二）脑卒中风险评估

房颤患者通常采用CHA_2DS_2-VASc评分来评估其脑卒中或血栓风险，虽然此评分系统是否适用于伴血友病的房颤患者未得到证实，目前仍用以评估血友病伴房颤患者的脑卒中或血栓风险，但该评分可能会高估风险。欧洲的一项调查研究显示，血友病患者其平均CHA_2DS_2-VASc评分（1.3）显著低于一般人群，约1/3血友病患者积分为0分。这可能与血友病人群无女性患者、年龄相对较轻、外周动脉疾病发生率较低有关。鉴于血友病患者CHA_2DS_2-VASc评分通常较低而出血风险高，且该评分有可能高估患者的脑卒中风险，对于大多数合并房颤的血友病患者，抗栓治疗的获益值得商榷。

（三）抗栓治疗方式的选择

目前尚缺乏血友病伴房颤患者抗栓治疗的基于循证医学证据的指南。是否需要抗栓治疗和采用何种治疗方案，取决于血栓风险和出血风险两者的权衡结果。脑卒中或血栓风险的评估通常采用前述CHA_2DS_2-VASc评分，而出血风险的评估通常采用一般人群的HAS-BLED评分，但这两种评分系统是否适用于伴血友病的房颤患者仍待临床验证。

房颤患者需长期抗栓治疗，主要采用抗凝治疗，以预防脑卒中事件（图13-3）。

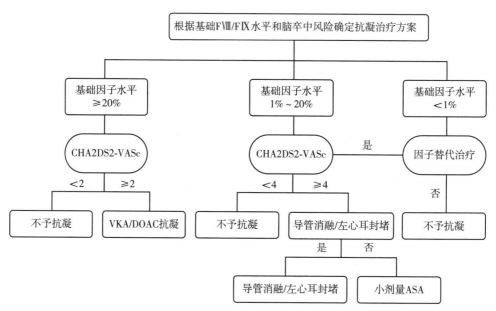

图13-3 合并房颤血友病患者抗栓治疗的推荐

注：VKA，维生素K拮抗剂；DOAC，直接口服抗凝药；ASA，阿司匹林。

血友病患者具有高出血风险，抗凝治疗一般仅推荐用于基线凝血因子水平较高且同时具有非常高脑卒中风险的轻型血友病患者，其他患者的抗凝需慎重对待。基线凝血因子水平≥20%的轻型血友病患者，若CHA_2DS_2-VASc评分≥2分，可以酌情给予口服抗凝治疗；重型血友病患者，如无条件进行长期的凝血因子替代治疗，不建议给予抗凝；基线凝血因子水平处于1%～20%的轻型和中间型血友病，或是有条件进行长期替代治疗并保持凝血因子谷浓度>1%的重型血友病患者，仅在CHA$_2$DS$_2$-VASc评分≥4分时再考虑口服抗栓治疗。

高脑卒中风险的患者如有指征可采用经导管消融治疗或左心耳封堵术，亦可以考虑选择进行，从而避免长期的抗栓治疗。近期有研究表明，CHA$_2$DS$_2$-VASc评分≥2分的脑卒中高危非血友病患者在导管消融治疗并口服抗凝3个月后停用抗凝，其预防远期血栓栓塞并发症的疗效与接受长期抗凝治疗的患者相似。

对于高脑卒中风险的房颤患者，左心耳封堵术亦是预防脑卒中事件的选择之一。该手术仅需在围术期和术后给予短期的抗栓治疗，其疗效及安全性得到多项随机对照研究证实，目前已被近期国内外指南推荐用于存在较高脑卒中风险而对长期抗凝治疗存在禁忌证的患者，故理论上讲也应适用于血友病患者。该手术通常只能在有经验的专业中心完成。

（四）抗凝治疗

无论是血友病还是非血友病患者，房颤抗凝治疗的药物以往通常选择华法林。鉴于直接口服凝血因子抑制剂在房颤患者预防脑卒中事件方面存在疗效及安全性的优势，特别是可降低颅内出血事件的风险，近期国内外的房颤相关指南均已推荐将其作为非瓣膜病房颤患者抗凝治疗的首选，但其在血友病患者中应用的经验相对有限，且其特异性拮抗剂的可及性较差，因此，现阶段仅推荐用于拒绝使用华法林、既往发生过华法林相关出血或INR控制不佳的血友病患者。血友病患者如考虑使用，建议首选低剂量达比加群（110mg，每日2次）。

（五）阿司匹林的应用

虽然阿司匹林在房颤患者脑卒中预防中的疗效可能存有争议，但血友病人群相对较小及出血风险相对较高，而既往报道显示小剂量阿司匹林在血友病患者并不显著增加大出血的风险，因此，仍建议优先选择小剂量阿司匹林而非抗凝治疗。例如，凝血因子水平较低（1%～20%）但脑卒中风险非常高危（CHA$_2$DS$_2$-VASc评分≥4分）的血友病患者，若无条件进行介入或手术治疗，建议口服阿司匹林用于脑卒中事件的预防。

>>>推荐：

1. 非瓣膜性房颤者建议由血液科和心内科医师组成的MDT进行管理。

2. 合并房颤的重型和中间型血友病患者，其临床管理策略应基于对出血风险（基线FⅧ/FⅨ水平、抗栓治疗可能的出血风险）以及脑卒中风险（可根据CHA$_2$DS$_2$-VASc评分计算）的综合评估。

3. 合并房颤的血友病患者，若同时存在高出血风险和高血栓栓塞风险，为预防脑卒中事件可考虑进行左心耳封堵术，特别是在无法进行长期替代治疗时。

4. 合并非瓣膜性房颤的血友病患者，若脑卒中风险超过可能的出血风险，可谨慎给予抗凝治疗。

5. 伴抑制物的血友病房颤患者，抗栓治疗通常被视为禁忌。

（朱铁楠　赵永强）

参 考 文 献

［1］WFH Guidelines for the Management of Hemophilia, 3rd edition［J］. Haemophilia, 2020, 26（S6）: 1-158.

［2］Nordic Hemophilia Guidelines, 2020, yearly update available at: www.nordhemophilia.org.

［3］Staritz P, de Moerloose P, Schutgens R, et al. ADVANCE Working Group. Applicability of the European Society of Cardiology guidelines on management of acute coronary syndromes to people with haemophilia—an assessment by the ADVANCE Working Group［J］. Haemophilia, 2013, 19（6）: 833-840.

［4］Ferraris VA, Boral LI, Cohen AJ, et al. Consensus review of the treatment of cardiovascular disease in people with hemophilia A and B［J］. Cardiol Rev, 2015, 23（2）: 53-68.

［5］Schutgens RE, Klamroth R, Pabinger I, et al. ADVANCE working group. Management of atrial fibrillation in people with haemophilia—a consensus view by the ADVANCE Working Group［J］. Haemophilia, 2014, 20（6）: e417-e420.

［6］Schutgens RE, Tuinenburg A, Roosendaal G, et al. Treatment of ischaemic heart disease in haemophilia patients: an institutional guideline［J］. Haemophilia, 2009, 15（4）: 952-958.

［7］Tuinenburg A, Damen SA, Ypma PF, et al. Cardiac catheterization and intervention in haemophilia patients: prospective evaluation of the 2009 institutional guideline［J］. Haemophilia, 2013, 19（3）: 370-377.

［8］Schutgens RE, van der Heijden JF, Mauser-Bunschoten EP, et al. New concepts for anticoagulant therapy in persons with hemophilia［J］. Blood, 2016, 128（20）: 2471-2474.

［9］Martin K, Key NS. How I treat patients with inherited bleeding disorders who need anticoagulant therapy [J]. Blood, 2016, 128 (2): 178-184.

[10] Boehnel C, Rickli H, Graf L, et al. Coronary angiography with or without percutaneous coronary intervention in patients with hemophilia-Systematic review [J]. Catheter Cardiovasc Interv, 2018, 92 (1): 1-15.

[11] Minuk L, Jackson S, Iorio A, et al. Cardiovascular disease (CVD) in Canadians with haemophilia: Age-Related CVD in Haemophilia Epidemiological Research (ARCHER study) [J]. Haemophilia, 2015, 21 (6): 736-741.

[12] Guillet B, Cayla G, Lebreton A, et al. Long-Term Antithrombotic Treatments Prescribed for Cardiovascular Diseases in Patients with Hemophilia: Results from the French Registry[J]. Thromb Haemost, 2021, 121 (3): 287-296.

[13] Mannucci PM. Management of antithrombotic therapy for acute coronary syndromes and atrial fibrillation in patients with hemophilia [J]. Expert Opin Pharmacother, 2012, 13 (4): 505-510.

[14] Cayla G, Morange PE, Chambost H, et al. Management of cardiovascular disease in haemophilia [J]. Thromb Res, 2013, 132 (1): 8-14.

[15] de Raucourt E, Roussel-Robert V, Zetterberg E. Prevention and treatment of atherosclerosis in haemophilia—how to balance risk of bleeding with risk of ischaemic events [J]. Eur J Haematol, 2015, 94, (S77): 23-29.

[16] Coppola A, Tagliaferri A, Franchini M. The management of cardiovascular diseases in patients with hemophilia [J]. Semin Thromb Hemost, 2010, 36 (1): 91-102.

[17] Schutgens RE, Klamroth R, Pabinger I, et al; ADVANCE working group. Atrial fibrillation in patients with haemophilia: a cross-sectional evaluation in Europe [J]. Haemophilia, 2014, 20 (5): 682-686.

[18] Toselli M, Bosi D, Benatti G, et al. Left atrial appendage closure: a balanced management of the thromboembolic risk in patients with hemophilia and atrial fibrillation [J]. J Thromb Thrombolysis, 2020, 50 (3): 668-673.

[19] Buckner TW, Leavitt AD, Ragni M, et al. Prospective, multicenter study of postoperative deep-vein thrombosis in patients with haemophilia undergoing major orthopaedic surgery [J]. Thromb Haemost, 2016, 116 (1): 42-49.

[20] Peng HM, Wang LC, Zhai JL, et al. Incidence of Symptomatic Venous Thromboembolism in Patients with Hemophilia Undergoing Hip and Knee Joint Replacement without Chemoprophylaxis: A Retrospective Study [J]. Orthop Surg, 2019, 11 (2): 236-240.

[21] Perez Botero J, Spoon DB, Patnaik MS, et al. Incidence of symptomatic venous thromboembolism in patients with hemophilia undergoing joint replacement surgery: a retrospective study [J]. Thromb Res, 2015, 135 (1): 109-113.

[22] Hermans C. Venous thromboembolic disease in patients with haemophilia [J]. Thromb Res, 2012, 130 (S1): S50-S52.

[23] Desjonqueres A, Guillet B, Beurrier P, et al. Bleeding risk for patients with haemophilia

under antithrombotic therapy: results of the French multicentric study ERHEA [J]. Br J Haematol, 2019, 185（4）: 764-767.

［24］Biere-Rafi S, Tuinenburg A, Haak BW, et al. Factor Ⅷ deficiency does not protect against atherosclerosis [J]. J Thromb Haemost, 2012, 10（1）: 30-37.

［25］Makris M, Van Veen JJ. Reduced cardiovascular mortality in hemophilia despite normal atherosclerotic load [J]. J Thromb Haemost, 2012, 10（1）: 20-22.

［26］Potpara TS, Larsen TB, Deharo JC, et al; Scientific Initiatives Committee of European Heart Rhythm Association（EHRA）. Oral anticoagulant therapy for stroke prevention in patients with atrial fibrillation undergoing ablation: results from the First European Snapshot Survey on Procedural Routines for Atrial Fibrillation Ablation（ESS-PRAFA）[J]. Europace, 2015, 17（6）: 986-993.

［27］中华医学会心血管病学分会，中华心血管病杂志编辑委员会. 中国左心耳封堵预防心房颤动卒中专家共识（2019）[J]. 中华心血管病杂志, 2019, 47（12）: 937-955.

第十四章

出血急诊处理

出血是血友病患者最常见的急诊并发症，也是血友病患者致死、致残、影响生活质量的主要因素，因此快速、准确地识别和处理出血，对改善血友病患者预后，提高生活质量具有重要意义，本部分重点描述血友病患者不同部位出血的急诊管理办法。

第一节　概　　论

血友病患者出血量和损伤程度与出血时间密切相关，因此一旦怀疑发生出血，特别是致命、致残部位出血，应立即开始凝血因子替代治疗，不能因为评估和检查延误凝血因子替代时间。在制订凝血因子替代方案时，对于危重症患者或致命部位出血的患者，基础凝血因子水平可以0计算。血友病出血的治疗不仅包括凝血因子替代和止血，还需要多种治疗手段综合运用，因此建议在MDT的协作下开展多学科合作诊疗。

一、出血的急诊处理原则

（一）重视病史采集及体格检查

重点询问患者出血发生的时间、部位、症状、诱因，既往是否接受预防治疗，基础凝血因子水平和近期抑制物水平检测结果，有无肝、肾及心脏疾病等。尽快完善患者生命体征检查（包括血压、心率、呼吸、血氧饱和度、体温），针对出血部位进行重点专项检查（表14-1）。

表14-1　血友病不同部位出血体格检查重点项目

出血部位	专项体格检查重点
中枢神经系统	意识状态、神经系统体征
胸腔、肺	呼吸频率、节律、胸部叩诊、双侧呼吸音
腹腔、消化道	贫血貌、腹部压痛、肝脾触诊、移动性浊音、肾区叩击痛、肠鸣音
关节、肌肉	出血关节、肌肉压痛及血肿大小，髂腰肌出血特别注意下腹部、腰背部、臀部压痛
泌尿系	注意肾区、输尿管区压痛

（二）尽快识别危及生命的大出血或关键部位出血

急诊科医师应尽快识别和评估血友病患者的出血情况，特别是致命部位出血或急性大量出血。大出血定义为达到以下至少一个危险因素：关键部位出血；血流动力学不稳定；明显出血（Hb下降≥20g/L或需要输注≥2个单位的浓缩红细胞）。关键部位出血包括：颅内和其他中枢神经系统（眼、脊柱）出血，胸腔、气道、心包、腹腔内、腹膜后、关节内、肌肉内出血。需要注意的是，尽管胃肠道出血不是关键部位出血，但可导致血流动力学不稳定。血流动力学不稳定的表现包括：心率增快；收缩压＜90mmHg或下降＞40mmHg或体位性血压变化（站立时收缩压下降≥20mmHg或舒张压下降≥10mmHg），或平均动脉压＜65mmHg；器官灌注不足，如尿量＜0.5ml/（kg·h）。

（三）重视出血相关并发症

血友病患者发生出血后常伴多种并发症，如关节、肌肉出血导致的疼痛、关节功能障碍，中枢神经系统出血导致的发热、癫痫，气道、胸腔出血导致的呼吸衰竭和继发感染，消化道大出血导致的肾前性肾功能不全、肠道菌群易位等。因此在处理血友病患者出血的同时，必须重视并发症的识别和处理。

（四）根据出血部位和出血量尽快开始凝血因子替代治疗

血友病患者出血的严重程度与患者的疾病严重程度和凝血因子水平密切相关，轻型血友病患者除非发生严重损伤或面临手术等有创治疗，可暂不予以凝血因子替代治疗，而重型血友病患者一旦发生出血，则必须立即、足量予以凝血因子替代治疗，以尽快控制出血，即使在缺乏必要辅助检查情况下，也不应因为等待检查而延误凝血因子替代治疗，建议最迟不晚于出血发生后2小时开始输注凝血因子。根据凝血因子目标浓度和药物半衰期制订凝血因子替代治疗方案，在治疗过程中，密切监测患者出血症状、凝血因子活动度、凝血指标和抑制物浓度，必要时可予以抗纤溶等药物辅助止血治疗。对于伴抑制物的患者，可以使用 rF Ⅶ a 或凝血酶原复合物等旁路制剂替代治疗。

二、出血的辅助检查

为明确诊断和评估血友病患者的出血情况及相关并发症，患者到达急诊后要尽快完成相关辅助检查，包括血常规、凝血功能、心肌损伤标志物、肝肾功能、血糖。针对不同部位的出血尚需完善影像学检查，如脑出血应尽快接受头颅 CT/MRI 检查，胸腔出血应尽快完善胸部 X 线 /CT 检查，腹腔出血或腹膜后出血应进行腹部 CT、超声检查，关节、肌肉出血要完善相应部位的 CT、超声和功能评估检查。需要注意的是，尽管血友病患者是出血的高危人群，但当患者发生致命部位的出血时，如需要接受有创性检查或治疗（如介入手术、胃镜、结肠镜、颅脑手术、血肿清除术等），应按照血友病诊疗指南围术期凝血因子替代方案，提高患者的凝血因子替代强度，积极为患者创造有创性检查或治疗条件，不建议过度选择保守治疗，而延误诊疗时机。

三、出血严重程度评估

根据患者症状、出血部位、出血量及辅助检查，对血友病出血患者进行危险分级，继而分层诊治，针对不同出血部位的评分量表有助于医师完成快速评估（表 14-2）。

表 14-2　血友病急性出血常用评分量表

出血部位	常用评分量表
中枢神经系统	NIHSS 评分、格拉斯哥昏迷评分（GCS）、脑出血评分（脑出血）
消化道	GBS 评分、Rockall 评分、AIMS65 评分
关节、肌肉	血友病关节健康评分（HJHS）、血友病骨关节超声检测评分（HEAD-US）、CHO-KLAT 评分

四、重视多学科协作诊疗

血友病患者一旦发生出血，其抢救和治疗常涉及多个学科。例如，消化道出血需要急诊科、血液科、消化科及普外科医师协同诊疗，中枢神经系统出血需要接受包括急诊科、血液科、神经内科、神经外科等多学科的评估和治疗。因此针对这一特殊人群的出血事件，推荐在MDT的指导下进行综合诊治。

>>> **推荐：**

1. 尽快识别危及生命的大出血或关键部位出血。

2. 尽快开始凝血因子替代治疗，不能因病史采集、体格检查或等待辅助检查结果推迟凝血因子替代治疗的启动。

3. 血友病出血的治疗中应关注出血相关并发症，如感染、疼痛、功能障碍等，建议在MDT协作下诊治。

第二节　中枢神经系统出血

脑出血是血友病常见的危重并发症，也是血友病患者死亡的主要原因，发病率为2.5%～15%，主要危险因素是凝血因子的缺乏程度，重型血友病患者脑出血发生率明显高于其他类型。外伤性出血和自发性出血的比例大致相等。血友病患者脑出血的常见部位与非血友病患者不同，自发性出血患者好发于脑室、蛛网膜下腔及脑实质，创伤性出血好发于硬膜下及硬膜外。本部分重点介绍血友病中枢神经系统出血的急诊处理原则。

一、脑出血急性期评估

由于在脑出血发病后最初数小时内经常会出现病情恶化，因此一旦怀疑发生脑出血或出现脑出血相关症状（血友病脑出血常见症状包括头痛、血压升高、肢体瘫痪、呕吐、视物模糊、淡漠、昏迷等意识改变），即使缺乏确诊证据，也应立即开始凝血因子替代治疗，一旦确诊，则应维持凝血因子水平7～14日。血友病患者发生或者疑似发生中枢神经系统出血后，在急诊室应完成以下检查及评估：

（一）病史采集

重点询问患者或目击者脑出血发生时间、症状、当时的活动情况，以及是否有外伤史，高血压病史、糖尿病病史、缺血性脑卒中史、吸烟史、用药史（包括是否服用抗血小板药物、抗凝药物）、有无药物成瘾、癌症等病史。

（二）体格检查

血友病患者怀疑发生中枢神经系统出血后，应立即进行生命体征检查，重点进行神经系统查体，推荐使用结构化检查方法（如NIHSS量表、格拉斯哥昏迷评分），这些量表可以在数分钟内完成，方便不同医护人员对病情严重程度进行一致性判断。

（三）诊断性检查

为评估患者病情，需要尽快完善血液学和神经系统影像学检查。血液学检查包括血常规、电解质、肾功能、血糖、PT和APTT、心脏特异性肌钙蛋白等。神经系统影像学检查对于患者的诊断和病情评估至关重要，特别是头颅CT检查是诊断早期脑出血的金标准。所以只要患者病情允许，都推荐应用头颅CT或MRI进行初步诊断和评价，以明确出血部位、出血量、占位效应、是否破入脑室及周围脑组织受损情况，必要时可考虑增强CT和灌注CT。对于年龄＜65岁、不吸烟、脑叶出血、脑室扩张及无高血压病史的脑出血患者推荐进行脑磁共振血管造影、磁共振静脉造影以及CT动脉或CT静脉造影等检查，以明确有无血管畸形、肿瘤和脑静脉血栓形成。

（四）病情评估

应尽快筛选出高危血友病脑出血患者，目前临床对血友病脑出血严重程度的评估方法包括NIHSS评分、GCS评分和脑出血评分等，其中临床应用最广泛的是脑出血评分（表14-3），评分越高，提示患者未来30天内死亡率越高。此外，CT血管造影（CTA）和CT增强扫描如发现血肿中存在造影剂外溢现象，则提示患者有较高的血肿扩大风险。

表14-3　脑出血评分

评价指标	ICH评分量表评分
GCS评分	
3～4分	2
5～12分	1
13～15分	0
血肿量	
≥30ml	1
＜30ml	0
血肿破入脑室	
是	1
否	0
血肿源自幕下	
是	1
否	0
患者年龄	
≥80岁	1
＜80岁	0

二、脑出血急性期治疗

（一）一般治疗

由于血友病脑出血在发病后的最初数天内病情不稳定，应常规予以持续生命体征监测，包括患者意识、血压、心率、血氧饱和度、体温等，并定期评估神经系统功能。

脑出血后头痛、意识障碍和应激，会直接影响血压和颅内压变化，继而影响患者预后，必要时应予患者镇静、镇痛治疗。此外，脑出血患者由于意识障碍、神经功能缺损等因素，常发生进食障碍，应予必要的营养支持和维持水电解质等内环境的稳定。

（二）血压管理

由于疼痛、应激、颅内压升高、自主神经中枢受损等原因，血友病急性脑出血患者常伴血压升高，而血压升高与血肿增大和预后不良密切相关。根据既往针对早期强化降压安全性和有效性的研究，目前推荐对于收缩压在150～200mmHg

且无急性降压禁忌证的脑出血患者，快速降低收缩压至140mmHg是安全的；对于收缩压＞220mmHg的脑出血患者，在密切监测血压的情况下，持续静脉输注药物降低收缩压至160mmHg是合理的。降压治疗期间应密切监测血压变化，推荐每5～15分钟进行1次血压监测。

（三）血糖管理

无论血友病患者既往有无糖尿病病史，入院时高血糖均提示患者死亡和不良转归的风险较高，因此在脑出血治疗期间应密切监测患者血糖变化，推荐控制血糖在7.8～10mmol/L。

（四）体温管理

发热在血友病脑出血患者中很常见，特别是在大量脑出血、脑干出血、丘脑出血的患者中更易发生中枢性高热。发病72小时内患者的发热持续时间与临床转归密切相关。发病72小时后，患者可因感染等原因引起发热，此时应针对病因进行治疗。

（五）凝血因子替代治疗

血友病A患者起始目标凝血因子浓度为80%～100%，血友病B患者起始目标凝血因子浓度为60%～80%。如出血好转，1周后可降低目标凝血因子浓度，血友病A患者为50%，血友病B患者为30%。治疗过程中应密切监测凝血因子浓度、凝血功能指标和抑制物情况。

（六）降低颅内压

血友病脑出血患者常发生颅内压升高，既往研究证实高颅压与患者的不良预后相关，早期将颅内压控制在合适水平，有利于改善患者预后。常用控制颅内压升高的方法有抬高床头、镇静、镇痛、脱水降低颅压、脑室引流等。目前甘露醇仍是我国脱水降低颅内压的首选药物，甘油果糖、高渗盐水、白蛋白、呋塞米也常用于降低颅内压，可酌情使用。

三、脑出血外科治疗

外科手术可以迅速清除血肿、缓解颅内压增高、解除机械压迫，是血友病脑出血治疗的重要手段之一。对于出血量大，中线移位明显或者发生脑疝的患者，应考虑手术治疗。手术方式包括开颅血肿清除术、微创手术、去骨瓣减压术等，建议血友病患者脑出血外科手术治疗在包括重症医学科、神经内科、神经外科、介入科、血液科等在内的MDT指导下进行，加强凝血因子替代治疗，积极创造手术条件，术前维持血友病A患者凝血因子浓度80%～100%，血友病B患者凝血因子浓度60%～80%，术后根据出血情况逐渐降低凝血因子目标浓度。

四、脑出血的预防

脑出血患者的复发风险很高，年复发率为1%～5%。为降低复发风险，血友病合并脑出血患者应严格控制血压，长期血压目标为130/80mmHg，避免每日超过2次的饮酒，避免吸烟和药物滥用，避免外伤，推荐根据患者的情况进行规范的预防治疗或短期的预防治疗，以降低出血风险。

>>> 推荐：

1. 所有头部外伤和明显的头痛，无论确诊还是疑诊，必须按照颅内出血治疗，不要等待症状的进一步发展或者实验室、放射学检测评估结果。

2. 血友病中枢神经系统出血是致命部位出血，应尽快开始凝血因子替代治疗。

3. 血友病中枢神经系统出血推荐在MDT协作下诊疗，重视除凝血因子替代治疗外的其他治疗，如血压管理、血糖控制、预防感染、降低颅内压等。

4. 对于出血量大，发生脑疝的患者应强化凝血因子替代治疗，积极创造条件手术治疗。

第三节　颈部、咽喉部出血

血友病患者颈部、咽喉部出血多由颈部外伤、扁桃体炎、口腔血肿等原因造成，临床上表现为颈部肿胀、呼吸困难、吞咽困难、咽痛、咳嗽、咯血等症状，严重者会发生窒息或呼吸衰竭。由于病情进展迅速，因此强调快速评估和治疗，一旦出现颈部、咽喉部出血，即使缺乏确诊证据，也应立即提高凝血因子水平至80%～100%，维持凝血因子水平直至症状缓解，同时密切监测患者呼吸，保持呼吸道通畅，必要时予以气管插管或环甲膜穿刺。严重的扁桃体感染会诱发血友病患者咽喉部出血，针对这些患者，在进行抗生素治疗的同时，需要予以凝血因子替代治疗，以预防可能发生的咽喉部出血。

第四节 关节出血

关节出血是血友病患者临床上最常见的出血类型，也是致残的主要原因之一。规范、及时的急诊处理可以有效缓解患者的痛苦，防止疾病恶化及致残等不良转归的发生。

血友病关节出血占所有出血的70%～80%，多见于重型及中间型患者，轻型患者在外伤、剧烈或长时间活动后也可能出现。受累关节按出血频率由高到低依次为膝关节（约占45%）、肘关节（约30%），踝关节（约15%），肩关节（约3%）、腕关节（3%）、髋关节（2%）、其他关节（2%），铰链关节（膝关节、肘关节）因为相对不稳定更易受累。关节出血可以诱发滑膜的炎症反应和增生，导致关节轻微损伤即可再次出血，若治疗不及时，进入出血－滑膜增生－再出血的恶性循环，最终导致慢性滑膜炎，引起关节持续性疼痛、关节功能受损甚至畸形，严重影响血友病患者的正常工作、生活。

一、关节出血急诊评估

（一）病史采集

血友病患者早期关节出血的症状不典型，可仅表现为出血部位发热、麻木或针刺感，常由于症状轻微而延误就诊。随着病情进展，逐渐出现出血关节僵硬、肿胀，伴剧烈疼痛、屈曲/伸展活动受限等典型表现。因此应重点询问患者是否存在上述症状，特别是症状发生的时间，是否有外伤史等。需要注意，对处于慢性关节炎期的血友病患者，急性关节出血的症状常被慢性的关节疼痛所掩盖。

（二）体格检查

包括出血部位是否存在畸形、肿胀，局部肌肉是否有萎缩，局部是否有触痛，关节主动和被动活动度以及关节支配肌肉的肌力等，查体手法应轻柔，活动度等检查应量力而行，检查过程中注意观察患者症状，避免因体格检查造成患者关节二次损伤。血友病患者急性关节出血会引起剧烈疼痛，应对患者进行疼痛程度评估（详见第九章）。

（三）辅助检查

常用检查方法包括X线检查、超声、磁共振成像（MRI）等，尽管MRI仍被认为是发现血友病关节病变的金标准影像学方法，但超声因价格低廉、容易操作、检查便捷等优点，被越来越多地应用于血友病急诊诊断和评估，利用超声可以发现关节血肿或积液、滑膜增厚、含铁血黄素沉积、软骨缺失、骨破坏等，并提供预后信息。若血友病患者关节出血的同时出现发热等感染症状，应警惕是否发生化脓性关节炎，应完善感染学指标及微生物学检查，化脓性关节炎常见病原菌为革兰阳性球菌。

二、关节出血急性期治疗

血友病关节出血根据临床表现可以分为3期、急性关节出血期、慢性滑膜炎期、退行性关节炎期。急性关节出血期是临床干预的最佳时期。

（一）凝血因子替代治疗

早期输注FⅧ或FⅨ浓缩物可有效减少出血量，减轻关节疼痛和关节损伤，因此一旦怀疑发生关节出血，应尽快开始凝血因子替代治疗，尽量在出现明显关节肿胀、疼痛、功能受损前进行干预，以最大限度地保护并恢复关节功能，避免因为体格检查和影像学检查延误替代治疗启动时间（详见第五章）。血友病关节出血患者凝血因子替代治疗后应根据疼痛、关节活动度等症状进行疗效评价（表14-4）。

表14-4　对血友病急性关节血肿治疗反应评价

评价	表现
极佳	首剂注射8小时内，疼痛和/或出血完全改善，72小时内不需要进一步凝血因子替代治疗
良好	首剂注射8小时内，疼痛和/或出血明显改善，72小时内需要至少1次凝血因子替代治疗才能完全缓解
尚可	首剂注射8小时内，疼痛和/或出血轻微改善，72小时内需要至少1次凝血因子替代治疗，但未完全缓解
无效	首剂注射8小时内，疼痛和/或出血无改善或加重

注：以上治疗反应评价仅适用抑制物阴性、使用标准半衰期产品进行治疗的血友病患者。

（二）辅助治疗

血友病关节出血除凝血因子替代治疗外，还应进行"RICE"治疗，即休息

（Rest）、冰敷（Ice）、压迫（Compression）和抬高（Elevation）。这些治疗可以一定程度上缓解疼痛，降低再次反复出血引起滑膜炎及软骨损伤的风险（详见第十章）。

（三）疼痛管理

急性关节出血会引起剧烈疼痛，因此在予患者及时足量凝血因子治疗的同时，应重视有效的镇痛治疗。血友病患者可选用的镇痛药包括对乙酰氨基酚/醋氨酚，选择性COX-2抑制剂（如塞来昔布、美洛昔康、尼美舒利）。若疼痛程度剧烈，也可考虑使用曲马多、可待因、吗啡等阿片类药物（详见第九章）。

（四）关节穿刺术

不常规推荐关节穿刺术，若关节出血的症状不缓解或者持续恶化，可以考虑进行。关节穿刺术的适应证：①治疗24小时，关节出血、强直无改善；②关节疼痛无减轻；③有危及肢体神经、血管的迹象；④异常的局部或全身温度升高和其他感染征象（化脓性关节炎）。关节穿刺术必须在足量凝血因子替代治疗下进行，保持凝血因子水平30%～50%,48～72小时。没有条件进行凝血因子替代治疗时，不应进行穿刺。穿刺术后关节完全制动1小时，48小时内避免负重。进行关节穿刺术需严格遵循无菌原则，避免引起关节内感染。关节皮肤有感染时，不宜进行穿刺术。

三、关节出血外科治疗

关节反复出血导致关节功能受损及关节畸形，严重者可以进行关节置换等矫形手术。推荐由血液科医师、骨科医师、出凝血实验室技术人员及康复科医师等组成的MDT，对患者的手术指征进行评估，并确保患者围术期治疗与康复的规范进行。

四、关节出血物理治疗及预后评估

关节出血控制，疼痛缓解，需要积极进行个体化的康复与物理治疗，确保关节功能完全恢复到出血前状态。进行物理治疗前，需要全面评估急性关节出血的情况，并且在充分的凝血因子替代治疗及充分止血下进行，康复过程中密切监测受累关节，评估是否出现再出血（详见第十章）。

血友病关节出血常用的预后评分量表：血友病关节健康评分（HJHS）、健康有关的生活质量（HRQoL）、血友病骨关节超声检测评分（H-C）、CHO-KLAT等。

>>>**推荐：**

　　1. 血友病关节出血是血友病患者致残的主要原因，应积极进行凝血因子替代治疗，治疗过程中要对治疗效果和关节功能进行评估。
　　2. 重视关节出血相关并发症的管理，如疼痛、感染等。
　　3. 重视关节出血后的康复与物理治疗。

第五节　肌肉软组织出血

　　血友病患者肌肉及软组织出血的发生率仅次于关节出血，占血友病出血的10%～20%，多发生在肌肉、韧带、肌腱及皮下间隙，常与扭伤、拉伤、劳损以及外力打击/顿挫相关。临床上出血部位呈随机性，多见于用力或过度活动的肌群，如髂腰肌、臀部肌群、股四头肌、腓肠肌、前臂肌群等。典型表现为疼痛、肿胀，也可引起肌肉保护性痉挛、相连关节屈曲及活动受限。早期识别和规范处理可以防止肌肉挛缩、再出血及假肿瘤形成。

一、肌肉软组织出血急诊评估

　　血友病患者肌肉软组织出血的临床表现包括皮肤瘀斑、局部肌肉肿痛、出血肌肉活动受限等，可伴低热及乳酸脱氢酶升高。但肌肉软组织出血的严重程度与出血部位密切相关。皮肤软组织的浅表撕裂伤，一般不会引起严重后果，仅需进行清创、加压包扎、冰敷等常规处理。皮肤软组织深部撕裂伤或重要髂腰肌等大肌群的出血，由于出血常沿着筋膜面扩散，出血范围广，可引起大量失血甚至休克，危及患者生命。而腓肠肌、前臂肌群的出血尚可引起肌肉痉挛、骨筋膜室综合征等并发症，导致神经和肌肉功能损伤，是血友病患者致残的重要原因之一。神经损伤按发生频率依次为股神经（50%）、正中神经（16%）、尺神经（12%），大部分患者可完全恢复，但15%～20%的患者会遗留运动、感觉障碍。因此血友病患者发生肌肉软组织出血后应尽快识别和评估是否存在危及生命或有致残风险的出血。

　　有致死致残风险的肌肉出血部位及临床特点如下。①髂腰肌：出血的典型表现为腹股沟区突发疼痛，向背部及股部放射，也可表现为下腰部、下腹部疼痛，以右下腹疼痛起病者易误诊为阑尾炎。患者腹股沟区可触及包块，髋关节屈曲时疼痛缓解，而侧旋伸髋等动作则会使疼痛加重，因此有时也可被误诊为髋关节出血。髂腰肌出血常见受损的神经为股神经，临床表现为股前中部感觉异常或缺失、膝反射消失、髋关节屈曲性挛缩、股四头肌无力、膝关节伸展障碍等。超声及CT检查可帮助诊断，动态监测可观察血肿的变化。髂腰肌出血经规范治疗，疼痛及髋关节活动度可逐渐改善，感觉障碍恢复时间较长，部分患者遗留永久感觉障碍。②前臂肌群：易发生肌肉痉挛及骨筋膜室综合征，肘部血肿易引起尺神经受压，前臂和腕部出血可压迫正中神经，引起腕管综合征，最终由于瘢痕挛缩及神经损伤，出现特有"爪形手"畸形。前臂肌群出血患者若出现前臂肿胀、疼痛、手指屈伸功能受限，皮肤张力明显增高，指端发凉/发绀、感觉异常，桡动脉搏动减弱或消失等表现，应警惕骨筋膜室综合征的发生，及时测量骨筋膜室压力，必要时手术减压。③腓肠肌：易引起肌肉痉挛，导致跟腱缩短。易发生骨筋膜室综合征，引起胫后神经、腓深神经损伤，导致特有的"马蹄足"畸形。

二、肌肉软组织出血急性期治疗

（一）凝血因子替代治疗及监测

除浅表皮肤软组织损伤外，其他肌肉软组织出血的血友病患者应立即接受凝血因子替代治疗，迅速提高凝血因子水平至目标值，并维持至出血症状、体征消失。治疗过程中，应密切监测是否发生神经血管并发症，如损伤部位的疼痛、组织张力、肢体感觉、远端血供等情况，警惕骨筋膜室综合征。动态监测血红蛋白水平，评估出血量及血肿范围。具体凝血因子替代治疗方案见表14-5。

表14-5　血友病肌肉软组织出血凝血因子替代治疗方案

出血类型		预期水平		疗程
		血友病A	血友病B	
深部组织撕裂伤		50%	40%	5～7日
浅层肌，无神经血管损伤（除外髂腰肌）		40%～60%	40%～60%	2～3日 若反应不充分，可以延长
髂腰肌和深层肌，有神经血管损伤或大量失血	起始	80%～100%	60%～80%	1～2日
	维持	30%～60%	30%～60%	3～5日 作为物理治疗期间的预防，可以延长

（二）对症治疗

同关节出血一样，血友病肌肉软组织出血的患者也应进行制动休息、抬高受伤部位以及冰敷、镇痛等治疗，具体方法参照关节出血部分。

三、肌肉软组织出血的物理治疗

当患者的疼痛消退，即应开始康复与物理治疗，以恢复肌肉长度、力量和功能。康复需要在专业的MDT的指导下进行，并有适当的预防措施。必要时可以使用定制支具进行矫正，预防肌肉挛缩。

>>> 推荐：

1. 应尽快识别有致死致残风险的肌肉出血，如髂腰肌出血、前臂肌群出血、腓肠肌出血等。
2. 重视肌肉出血后物理及康复治疗。

第六节　呼吸系统出血

血友病呼吸系统出血包括血胸、血气胸，气管、支气管或肺出血。临床上表现为胸痛、气短、呼吸困难、咯血等，严重者可以出现呼吸衰竭、大咯血窒息、失血性休克等危及生命的情况。血友病呼吸系统出血的病因除自发性出血外，还包括外伤、医源性操作（手术、穿刺以及其他腔镜介入手术等）或肺部原发疾病（如慢性支气管炎、肺大疱、肺结核、支气管扩张等）以及肿瘤（肺癌、淋巴瘤等）。

一、支气管、肺出血

（一）支气管、肺出血的急诊评估

1. 尽快识别危重患者　症状性肺出血在血友病中罕见。临床上可以表现为慢性咯血、低热、胸痛、气短等。对于这类患者，就诊时应迅速评估患者的呼吸功能和循环功能，包括患者的意识状态、呼吸频率、节律、血氧饱和度、心率、血压等，完善血气分析、凝血功能及肺部影像学等检查，尽快筛选出可能发生呼

吸衰竭和休克的危重患者。

2. 寻找血友病支气管、肺出血的病因　血友病患者可以因凝血功能障碍出现自发性气管、支气管、肺泡出血；也可能因气道异物、基础肺疾病或者细菌、真菌、结核分枝杆菌等感染诱发肺出血。常见引起血友病患者支气管、肺出血的原因见表14-6。为明确出血原因，患者需要接受包括病原学、免疫学、影像学等在内的辅助检查，对于少数疑难患者，必要时尚需进行组织活检。

纤维支气管镜检查是诊断呼吸系统疾病的重要手段，可以清除患者气道内黏液、异物、血液，并进行镜下止血、支气管成形术等治疗，支气管肺泡灌洗液以及支气管镜下活检还有助于病因诊断。因此对于血友病呼吸道出血患者，应在足量凝血因子替代治疗下积极创造纤维支气管镜检查条件。术前提升凝血因子水平至50%～80%，术后维持凝血因子水平至30%～80%，疗程1～5日，可根据术中是否进行组织活检及出血情况适当延长凝血因子治疗时间。

表14-6　血友病患者常见支气管、肺出血原因

结核分枝杆菌和其他细菌感染（肺炎）	血管炎（坏死性肉芽肿性血管炎、系统性红斑狼疮）
真菌感染（曲霉病）	肺梗死
肿瘤	先天性心脏病（室间隔缺损等）
囊性纤维化	血管病变或畸形（支气管血管瘘，单侧肺动脉发育不全）
支气管扩张和其他支气管畸形或疾病	结节病
二尖瓣缺损伴继发性肺淤血	肺移植
特发性肺纤维化	药物（阿昔单抗、维甲酸、西罗莫司等）

（二）支气管、肺出血的急性期治疗

对于咯血的患者，需要即刻静脉给予足量凝血因子替代治疗。按照指南推荐起始目标凝血因子水平为：血友病A 80%～100%，血友病B 60%～80%，疗程1～7日，维持目标凝血因子水平为：血友病A 50%，血友病B 30%，疗程8～14日。对于呼吸道大出血患者，尚需予抗纤溶药物或垂体后叶素治疗，必要时应加强凝血因子替代治疗强度，为患者创造介入止血治疗的条件。此外，应根据患者呼吸系统出血原因，予抗感染等对因治疗。

治疗过程中，密切监测患者呼吸及循环功能，必要时应予患者机械通气等支

持治疗。

二、胸腔出血

血友病患者胸腔出血的原因包括自发性血胸或血气胸、创伤、抗凝治疗、有创操作（如诊断性胸穿、手术等）、胸膜恶性肿瘤。

（一）胸腔出血的急诊评估

血胸及血气胸可以表现为气短、呼吸困难、胸痛。若为开放性胸部损伤，可伴咯血，体格检查可发现患侧肋间隙增宽、叩诊浊音，气管及纵隔向健侧移位。因为胸膜腔可以容纳大量血液，严重血胸患者可以出现休克、呼吸衰竭等危及生命的情况。

血胸的诊断通常需要进行诊断性胸穿引流，但推荐首选CT、超声等检查确定出血部位及病因，评估是否合并其他疾病，如肺、纵隔、胸膜肿瘤等。尽量减少诊断性穿刺，如确需必要，应提高凝血因子替代治疗强度。

（二）胸腔出血的急性期治疗

早期给予足量凝血因子替代治疗。起始目标凝血因子水平：血友病A 80% ～ 100%，血友病B 60% ～ 80%，疗程1 ～ 7日；维持目标凝血因子水平：血友病A 50%，血友病B 30%，疗程8 ～ 14日。凝血因子替代治疗一直维持到出血停止和病因明确。同时给予维持患者生命体征支持治疗，卧床、呼吸支持、循环支持，根据出血量及生命体征决定是否需要进行输血、抗休克等综合治疗。

对于非进行性血胸，估计胸腔内积血＜200ml者，积血可自行吸收，不需进行胸腔穿刺引流。若积血量＞200ml，应早期进行胸腔穿刺，尽量抽尽积血，促使肺膨胀，改善呼吸功能。对于＞500ml的血胸，建议早期放置胸腔闭式引流，可以尽快排出积血和积气，促使肺组织及时复张，同时可以预防胸腔内感染的发生。

胸腔穿刺/闭式引流期间凝血因子替代治疗方案：术前血友病A 50% ～ 80%，血友病B 50% ～ 80%，术后血友病A 30% ～ 80%，血友病B 30% ～ 80%，疗程1 ～ 5日，根据出血情况可以适当延长。

以下情况提示患者可能存在进行性血胸，需要紧急外科干预：经输血补液后，血压不回升或升高后又迅速下降；监测外周血红蛋白、红细胞计数、血细胞比容，进行性下降；胸腔穿刺引流后X线胸片显示胸膜腔阴影继续增大；胸腔闭式引流后，每小时引流量＞200ml并持续2小时以上，或24小时引流血液＞1000ml；胸腔引流血液色鲜红，温度较高，其血红蛋白测定及红细胞计数与周围血液近似。

三、呼吸系统出血多学科诊治及外科干预

血友病胸腔/肺出血可能存在潜在基础疾病，病因复杂，治疗专科性强，需要推荐包含急诊科、血液科、呼吸科、胸外科、感染科等相关科室在内的多学科联合诊治。

对于内科保守治疗效果不佳，进行性血气胸，休克不能纠正者，应考虑紧急手术。对于明确诊断肿瘤的情况，根据专科治疗需要进入外科手术干预或放化疗，手术期间仍需按照指南进行足量凝血因子替代治疗，放化疗期间进行凝血因子预防治疗。

>>>推荐：

　　1. 重视血友病患者呼吸系统出血的症状和体征，提高诊断效率。

　　2. 应积极寻找血友病患者呼吸系统出血的病因，推荐在MDT协作下诊疗。

第七节　腹盆腔出血

血友病患者腹盆腔出血（含腹膜后出血）相对罕见，因为属于开放性室腔，常表现为短时间内的快速、大量出血，且出血后通常无法自行止血，极易引起血流动力学变化而危及生命，因此需要及时、有效的诊断及治疗。急性出血的病因包括肝脾破裂、肠壁血肿、腹盆腔血肿、腹膜后出血等。而慢性、反复出血可形成腹腔或腹膜后假性肿瘤，假瘤破溃导致的出血、感染也是患者致死原因之一。

一、腹盆腔出血的临床特点

血友病患者腹盆腔出血临床表现多样，与血友病严重程度、部位、出血量

相关。临床上可以表现为腹痛、腹胀、麻痹性肠梗阻等，患者可出现肌紧张、腹部压痛等体征，有时容易误诊为腹腔感染或阑尾炎、胰腺炎等其他急腹症。有的患者因为病情进展迅速，就诊时即已出现面色苍白、脉搏细数、血压下降等休克表现。

按照出血部位及特点，常见腹盆腔出血的分类及临床特点如下。

（一）腹腔脏器／血管破裂出血

与其他患者相似，血友病患者腹腔出血的常见原因为腹部创伤、肿瘤、内脏动脉瘤等，较特殊的是血友病患者因围术期未进行规范的因子替代治疗，从而发生腹部手术切口出血和不愈合。发生腹腔脏器／血管破裂出血时，血液大量流入腹腔，患者循环容量急剧下降，出现心悸、乏力、头晕甚至失血性休克表现。

（二）腹膜后出血

腹膜后是血友病隐性出血的重要部位。出血来源可以是腹膜后脏器组织血管出血（肾、输尿管、胰腺、十二指肠、肝脏、动脉瘤破裂出血），也可以是髂腰肌出血沿腹膜后扩散所致。短期内大量血液流入腹膜后腔隙，导致血红蛋白迅速下降、心悸、头晕，甚至出现体位性低血压、晕厥、失血性休克而危及生命。腹膜后出血症状不典型，常表现为脐周弥漫性疼痛或右下腹疼痛，常向股部、背部放射，髋关节屈曲可缓解疼痛，易误诊为阑尾炎等其他急腹症。

（三）腹盆腔假肿瘤破溃出血

在凝血因子获取受限的国家和地区，血友病假肿瘤是血友病的常见并发症。这是一种由于出血后凝血因子替代治疗不充分，长期慢性、反复出血，在肌肉、骨骼、腹腔等部位内形成的一种囊性包裹性血肿。发生在腹部的假肿瘤由于部位隐蔽、发展缓慢，早期诊断较困难。一旦出现假肿瘤破溃出血、感染，大量血液流入腹腔，患者会出现明显腹痛、腹胀、心悸、无力等活动性出血的表现，甚至休克。伴感染者，还可出现感染性腹膜炎、腹肌紧张、发热等症状，可危及患者生命。

二、腹盆腔出血的急诊评估

诊断和治疗的时机是影响患者预后的重要因素。对于以腹痛、腹胀等急腹症表现就诊的患者，应考虑是否发生腹盆腔出血，特别是患者出现休克表现时，应高度怀疑该疾病。

（一）病史采集和体格检查

重点询问患者有无腹部创伤史，有无腹腔穿刺、手术等腹腔有创性操作史，有无肿瘤及腹腔脏器炎症病史。重视压痛、反跳痛、肌紧张、腹部包块等体征。

（二）辅助检查

动态监测患者的乳酸、血红蛋白及凝血功能等指标，尽快完善腹部影像学检查。超声及CT（特别是增强CT）检查，对腹盆腔出血有较好的诊断价值，有助于诊断出血的部位、原因及范围。特定的CT征象，如前哨血块或血管内造影剂外溢，可以提示出血的病因、部位及受损器官。超声及MRI可用于评估假肿瘤软组织的结构及其与邻近组织的关系，为后续的处置提供影像学依据。

（三）病情评估

应根据患者意识、心率、血压、尿量及血乳酸、血红蛋白等指标，尽快发现出血量大、有休克风险或已发生休克的患者。

三、腹盆腔出血的急性期治疗

一旦怀疑腹盆腔出血，必须立刻开始足量凝血因子替代治疗。起始治疗凝血因子预期水平血友病A 80%～100%，血友病B 60%～80%，疗程7～14日。替代治疗过程中应密切监测患者的APTT、凝血因子水平及抑制物水平。

对于血流动力学不稳定、血红蛋白下降超过20g/L、出血速度数小时内超过1000ml的患者，积极进行容量复苏，保证主要器官灌注，申请输血（红细胞、血浆等），应用血管活性药，维持收缩压在80～90mmHg、脉搏＜100次/分，尿量＞0.5ml/（kg·h）。

血友病假肿瘤的处理相对复杂及特殊，治疗取决于假肿瘤的部位、大小、生长速度、内容物性质以及对周围组织的影响。初始形成的假肿瘤体积较小，还未形成囊性包裹，可先进行凝血因子替代治疗6～8周，其间定期复查超声或MRI，如治疗后假肿瘤逐渐缩小，可继续凝血因子替代治疗4～6个月。除凝血因子替代治疗，还可考虑动脉栓塞术、放疗、经皮穿刺抽吸以及假肿瘤死腔填充术（穿刺注射纤维凝胶）。对于较大的假肿瘤，需进行手术切除，完全切除假肿瘤及其囊壁。腹盆腔的假瘤切除术需在血友病中心由有经验的外科手术团队进行。围手术期进行规范凝血因子替代治疗，手术后1年预防治疗，监测凝血因子水平，防止再次出血。

四、腹盆腔出血的多学科诊治与外科手术干预

血友病腹盆腔出血病因复杂，治疗困难，通常需要在包括急诊科、血液科、普外科、放射科、营养科等多学科在内的MDT协作下联合诊疗。目前主张以内科保守治疗为主，通过早期、足量、足疗程的因子替代治疗，大部分患者预后较好，但对于保守治疗难以控制的持续性出血或保守治疗无效的假肿瘤，可以考虑进行外科手术，手术期间仍需按照指南进行足量因子替代治疗（详见第五章）。

>>>推荐：

1. 重视血友病致命性腹腔出血，如腹膜后出血，重要脏器、血管的破裂出血等。

2. 血友病腹腔出血易与其他急腹症混肴，应注意诊断和鉴别。

3. 血友病腹盆腔出血推荐在MDT下协作诊疗。

第八节　上消化道出血

急性上消化道出血是血友病常见的急危重症之一，规范诊治流程对改善患者预后意义重大。

一、上消化道出血的急诊评估

（一）诊断

消化道出血以呕血、黑便或便血为典型临床表现，患者常出现胃液、呕吐物或粪便隐血试验阳性，而部分血友病患者消化道出血症状不典型，以头晕、乏力、晕厥等症状就诊，对于这些症状不典型，特别生命体征不平稳、存在无法解释的急性贫血的患者，应考虑消化道出血的可能。血友病患者一旦出现疑似消化道出血的症状，即使暂时缺乏确诊依据或无法快速做出病因诊断，也应立即提高凝血因子水平。

（二）紧急评估

对于血友病急性上消化道出血的患者应紧急评估患者的意识、气道、呼吸和循

环，密切监测患者的意识状态、呼吸频率、节律、血氧饱和度、心率、血压、尿量及末梢灌注情况，在凝血因子替代情况下，必要时进行有创血流动力学监测。

（三）分层救治

对血友病急性上消化道出血患者应根据危险程度进行分层救治，综合临床表现和格拉斯哥－布拉奇福德评分（the Glasgow-Blatchford Score，GBS）可将患者危险程度分为极高危、高危、中危、低危和极低危5层（表14-7、表14-8），根据危险程度分级进入相应区域诊治。存在活动性出血、循环衰竭、呼吸衰竭、意识障碍、误吸或GBS＞1分中任意一项，应考虑为危险性急性上消化道出血。

表14-7　GBS

项目	参数	得分
收缩压（mmHg）	100～109	1
	90～99	2
	＜90	3
血尿素氮（mmol/L）	6.5～7.9	2
	8.0～9.9	3
	10.0～24.9	4
	≥25	6
血红蛋白（g/L）		
男性	120～129	1
	100～119	3
	＜100	6
女性	100～119	1
	＜100	6
其他表现		
脉搏（次/分）	≥100	1
黑便	存在	1
晕厥	存在	2
肝病	存在	2
心力衰竭	存在	2

注：GBS最高得分为23分，≥6分为中高危，＜6分为低危。

表14-8　急性上消化道出血危险程度分层

分层	症状、体征	休克指数	处置	医疗区域
极高危	心率＞120次/分，收缩压＜70mmHg或急性血压降低（基础收缩压降低30～60mmHg），心跳、呼吸停止或节律不稳定，通气氧合不能维持	＞1.5	立即复苏	急诊抢救区
高危	心率100～120次/分，收缩压70～90mmHg，晕厥、少尿、意识模糊、四肢末梢湿冷、持续呕血或便血	1.0～1.5	立即监测生命体征，10分钟内开始积极救治	急诊抢救区
中危	血压、心率、血红蛋白基本正常，生命体征暂时平稳，高龄或伴严重基础疾病，存在潜在生命威胁	0.5～1.0	优先诊治，候诊时间＞30分钟需再次评估	急诊普通诊疗区
低危	生命体征平稳	0.5	顺序就诊，候诊时间＞60分钟需再评估	急诊普通诊疗区
极低危	病情稳定，GBS≤1分	0.5	随访	门诊

注：休克指数＝心率/收缩压。

二、急性上消化道出血的急诊处置

高危的血友病急性上消化道出血患者应进行紧急处置，常规措施包括吸氧、监护和建立静脉通路，复苏治疗包括容量复苏、输血和应用血管活性药物。

（一）容量复苏

血流动力学不稳定的急性上消化道出血应及时容量复苏，恢复并维持重要器官灌注，但复苏具体策略缺少循证依据，目前推荐出血未控制时采用限制性液体复苏和允许性低血压复苏策略，收缩压维持在80～90mmHg为宜，出血控制后维持至患者基础血压。血压恢复至出血前基线水平、脉搏＜100次/分、尿量＞0.5ml/（kg·h）、意识清楚、无显著脱水貌、动脉血乳酸恢复正常等表现，提示容量复苏充分。

（二）输血及凝血因子替代治疗

大量失血患者需适当输注血液制品，以保证组织供氧和维持正常凝血功能。以下情况应考虑输血：收缩压＜90mmHg；心率＞110次/分，Hb＜70g/L；血细胞比容（Hct）＜25%或出现失血性休克。

尽早开始凝血因子替代治疗，建议一旦出现疑似消化道出血的症状，即使暂时缺乏确诊依据，也应立即提高凝血因子水平。起始治疗凝血因子预期水平血友病A 80%～100%，血友病B 60%～80%，疗程7～14日。替代治疗过程中应密切监测患者的APTT、凝血因子及抑制物水平。

（三）应用血管活性药物

在积极容量复苏后仍存在持续性低血压，为保证重要器官最低有效灌注，可选择使用血管活性药物，但目前缺乏高水平证据支持。

（四）药物治疗

若血友病危险性急性上消化道出血病因不明，可静脉联合应用质子泵抑制剂（PPI）和生长抑素治疗，病因明确后再行调整。若高度怀疑静脉曲张出血，推荐预防性使用抗生素。对于出血量大、早期病死率较高的患者，可考虑予垂体后叶素等血管收缩药物治疗。

（五）推测出血病因

急诊初始处置后应全面评估判断血友病患者上消化道出血病因。病因分为急性非静脉曲张性出血和静脉曲张性出血两类，其中以急性非静脉曲张性出血多见，常见病因包括胃十二指肠消化性溃疡、消化道肿瘤、应激性溃疡、急慢性上消化道黏膜炎症等。既往研究显示，血友病患者上消化道出血的主要病因为消化性溃疡。腹部超声或CT有助于消化道出血病因的判断。

（六）动态监测

持续动态监测患者生命体征、血常规、凝血功能和血尿素氮等指标，判断是否存在活动性出血。下列情况需考虑有活动性出血：①呕血、黑便次数增多，呕吐物由咖啡色转为鲜红色，或排出的粪便由黑色转为暗红色稀血便；②胃管引流液有较多新鲜血；③经快速输液输血，周围循环灌注的表现未见显著改善，或虽暂时好转而再恶化；④红细胞减少、Hb与Hct持续下降，网织红细胞计数持续增高；⑤补液与尿量足够的情况下，血尿素氮持续异常或再次升高。

三、急性上消化道出血的有创及外科治疗

（一）急诊内镜

对于急性非静脉曲张性上消化道出血，目前指南建议若无禁忌应在出血后24小时内进行内镜检查，超过24小时的延迟内镜检查显著增加患者病死率。积

极复苏后血流动力学持续不稳定的患者应进行紧急内镜检查，必要时行内镜止血治疗。

对于反复出血或予积极复苏及药物治疗后出血仍未控制的患者，应积极创造内镜检查条件。接受内镜检查前按照围术期进行凝血因子替代治疗，术前维持凝血因子水平至50%～80%，术后1～5日内维持凝血因子水平在30%～80%。

（二）介入检查治疗

有内镜检查禁忌或检查阴性者仍有活动性出血，或药物及内镜治疗失败，或腹部CTA提示出血，可急诊介入检查治疗。

介入检查治疗前应参考围术期进行凝血因子替代治疗，术前维持凝血因子水平至50%～80%，术后1～5日内维持凝血因子水平在30%～80%。

（三）多学科诊治和外科手术干预

血友病合并上消化道出血患者，因病因复杂、出血量大，通常治疗困难，推荐启动多学科联合诊治。对于药物、内镜及介入治疗难以控制的持续性出血，可考虑外科手术干预，根据手术类型确定围术期凝血因子替代治疗方案。

>>>推荐：

1. 血友病消化道出血是血友病致命部位出血，应尽快开始凝血因子替代治疗。

2. 血友病消化道出血建议在MDT协作下诊疗，重视除凝血因子替代治疗外的其他治疗措施，如分层救治、危险评估、容量复苏、药物治疗及有创性治疗等。

3. 应积极为血友病消化道出血患者创造条件进行消化内镜等有创诊疗。

第九节　泌尿系出血

泌尿系出血是血友病患者出血的好发部位之一，临床上主要表现为血尿、尿频、尿急、尿痛、腰痛等症状，也可以为无症状血尿。若患者为无症状血尿，卧床并大量饮水（每日3L/m^{2}体表面积）即可，不必过度凝血因子替代治疗；若患者为症状性血尿，且出血量较大，甚至伴血红蛋白浓度下降，则应尽快开始凝血因子替代治疗，维持凝血因子水平至50%，避免使用抗纤溶药物或其他止血药物，以免发生阻塞性肾衰竭。针对反复发生泌尿系出血的患者，应完善包括泌尿系超声或CT检查等在内的影像学检查，评估有无泌尿系结石、肿瘤等可能。

（郭　杨　迟　骋　杨林花　吴竞生）

参 考 文 献

［1］中华医学会血液学分会血栓与止血学组，中国血友病协作组．血友病治疗中国指南（2020年版）［J］．中华血液学杂志，2020，41（4）：265-271.

［2］中华医学会神经病学分会，中华医学会神经病学分会脑血管病学组．中国脑出血诊治指南（2019）［J］．中华神经科杂志，2019，52（12）：994-1005.

［3］中华医学会骨科学分会，中华医学会血液学分会血栓与止血学组．中国血友病骨科手术围术期处理专家共识［J］．中华骨与关节外科杂志，2016，9（5）：361-370.

［4］中国医师协会急诊医师分会，中华医学会急诊医学分会等．急性上消化道出血急诊诊治流程专家共识［J］．中国急救医学，2021，41（1）：1-9.

［5］急诊预检分诊专家共识组．急诊预检分诊专家共识［J］．中华急诊医学杂志，2018，27（6）：599-604.

［6］刘良明，白祥军，李涛，等．创伤失血性休克早期救治规范［J］．创伤外科杂志，2017，19（12）：881-883.

［7］非创伤性出血急诊处理专家组．非创伤性出血的急诊处理专家共识/意见［J］．中华急诊医学杂志，2017，26（8）：850-856.

［8］Srivastava A，Santagostino E，Dougall A，et al. WFH Guidelines for the Management of Hemophilia panelists and co-authors. WFH Guidelines for the Management of Hemophilia，3rd edition［J］．Haemophilia，2020，26（S6）：1-158.

［9］Tomaselli GF，Mahaffey KW，Cuker A，et al. 2020 ACC Expert Consensus Decision Pathway on Management of Bleeding in Patients on Oral Anticoagulants［J］．J Am College Cardiol，2020，76（5）：594-622.

［10］Dunkley S，Lam J，John MJ，et al. Principles of haemophilia care：The Asia-Pacific perspective［J］．Haemophilia，2018，24（3）：366-375.

［11］Sprigg N，Flaherty K，Appleton JP，et al. Tranexamic acid for hyperacute primary IntraCerebral Haemorrhage（TICH-2）：an international randomized，placebo-controlled，phase 3 superiority trial［J］．Lancet，2018，391（10135）：2107-2115.

［12］Gavrel M，Rafowicz A，d'Oiron R，et al. Imaging features of atypical bleeds in young patients with hemophilia［J］．Diagn Interv Imaging；2019，100（3）：135-145.

［13］Hunt B J，Allard S，Keeling D，et al. A practical guideline for the haematological management of major haemorrhage［J］. British Journal of Haematology, 2015, 170（6）: 788-803.

［14］Barkun AN, Almadi M, Kuipers EJ, et al. Management of nonvariceal upper gastrointestinal bleeding: Guideline recommendations from the international consensus group［J］. Ann Intern Med, 2019, 171（11）: 805-822.

第十五章

口 腔 管 理

血友病患者定期到口腔科就诊，可以预防牙齿和口腔黏膜的损伤，防止牙龈出血以及其他口腔疾病的发生。

第一节　口腔卫生维护与日常保健

龋齿、牙周病是常见的导致口腔牙龈出血的疾病，有时会导致血友病患者尤其是中/重型患者发生严重的出血。乳牙替换期也容易发生口腔牙龈出血。保持口腔卫生可以预防上述引起出血的牙周疾病，因此保持口腔卫生对于血友病患者尤为重要，可以避免一些不必要的出血，甚至避免一些大型手术，因此血友病人群是口腔疾病预防和口腔卫生保健需要重点关注的人群。

血友病患者进行口腔科治疗后的迟发性出血有时会导致严重的并发症，如口底、咽旁出血阻塞呼吸道等，甚至影响生命。因此，血友病患者应该在能够根据相关循证规范开展血友病口腔治疗的口腔中心或口腔科，由已积累一定血友病口腔管理经验的医师进行常规的治疗和预防保健，这是非常重要的。

口腔卫生产品包括牙刷的使用，可以根据个人的需要进行选择。但若出现牙痛伴面部肿胀，提示口腔疾病已经处于进展期，建议请专业的口腔科医师会诊。疼痛严重者，可以使用对乙酰氨基酚、双氯芬酸钠缓释片（扶他林）或者扑热息痛类药物进行短暂镇痛处理。

>>>推荐：

1. 作为综合关怀的一部分，建议为血友病患者提供定期的口腔保健。

2. 血友病儿童患者自第一颗乳牙长出来（一般在6个月左右）时或者1岁前即应开始在有血友病管理经验的口腔科/口腔中心定期随访，以降低相关并发症的发生以及与此相关的治疗费用；6岁以前应由父母或者看护者对刷牙进行监督；乳牙期需定期涂布含氟剂，恒牙萌出后即时进行窝沟封闭，早期预防龋齿形成。

3. 血友病成人患者应每3～6个月定期接受口腔检查，建立循证的个性化的口腔预防措施，确保口腔健康。

4. 血友病患者均应不断接受口腔卫生宣教，使其更加注意口腔卫生保健，终生保证良好的口腔卫生，防治牙周炎、龋齿等，减少由此引起的出血、牙痛、牙齿缺失以及咀嚼困难等。

5. 血友病患者应采取以下日常措施，预防口腔科并发症：①应用软毛或者硬度适中的牙刷；②每天进食后应用含氟牙膏刷牙，去除牙菌斑。刷牙后吐出含氟牙膏，不必漱口，以确保含氟牙膏最大发挥氟化物的作用；③应用牙线及牙间隙刷清洁口腔，以确保尽可能彻底地清除牙菌斑。

第二节　口腔科手术及有创操作

非手术性的操作会带来不同的出血风险，多数牙齿充填治疗出血风险不大，可以在不应用凝血因子的情况下进行处理。专业的牙齿清洁有必要在应用抗纤溶药物下进行。对于有些口腔操作，需要进行局部麻醉，多数口腔科注射（单个牙的牙周膜阻滞麻醉及颊侧浸润麻醉）是可以安全进行的。

在口腔内进行口腔科治疗或者其他有创性操作之前，需要由血液科医师为患者制定个性化的止血方案。如具有更高风险的肌内注射及外科手术，需要在血液科医师给出止血措施应用方案后进行（详见第七章）。

病灶牙拔除时，务必使用锐分离方式分离牙龈，避免牙龈撕裂造成术后出血，力争微创拔牙，降低牙阻力，尽量避免去除骨阻力的术式。需切口翻瓣时，尽量使用电刀，减少创口出血。拔牙创口较大时，拔牙后牙槽窝内填塞胶原蛋白海绵，减少干槽症的发生。

在口腔科治疗处理前或处理后全身或者局部应用抗纤溶药物（氨甲环酸或者6-氨基己酸）进行联合处理，可以减少凝血因子替代治疗的应用。例如，拔牙后局部可以应用可吸收缝合线缝合伤口，避免拆线后再次出血，局部应用抗纤溶药物、氧化纤维素以及纤维蛋白胶等局部止血措施辅助止血。抗生素一般仅在临床上评估有抗感染适应证时使用。

拔牙后如出现过长时间的出血，有讲话或者呼吸困难等症状，需要立即向血液科医师及口腔科医师汇报，因为这些有可能危及生命。必要时需要到急诊就诊。

>>> 推荐：

1. 建议血友病患者在拔牙或者其他有创操作（如种植牙、牙周手术、牙龈活检）时，必须在血液科医师制订个性化的止血计划措施后进行。

2. 在口腔手术前后建议全身或局部配合使用抗纤溶药物（氨甲环酸或氨基己酸），以减少凝血因子用量。

3. 拔牙时建议伤口使用可吸收缝合线缝合，酌情局部应用抗纤溶药物、氧化纤维素以及纤维蛋白胶等局部止血药物。拔牙后3～5日进食软食，伤口部位小心刷牙，以免影响血凝块形成和拔牙创面的愈合。

4. 使用合适的局部麻醉可减轻口腔科治疗的疼痛及焦虑，在专业的口腔科局部麻醉操作并加用血管收缩剂的情况下，应用细针进行缓慢推注，注射风险较低。

5. 需要进行高风险的肌内注射（下牙槽神经阻滞麻醉、上牙槽神经阻滞麻醉，口底注射，或血供丰富的舌组织注射等）的口腔外科手术，建议在操作前采取全身止血措施来避免出血，应请血液科医师会诊，共同制订具体方案。需要提示的是：应用4%阿替卡因进行牙周膜单颗牙注射或者颊部浸润麻醉注射，是在下颌乳牙和恒牙（前牙、前磨牙）拔除时下牙槽神经阻滞麻醉的有效替代方案，但对下颌磨牙的麻醉效果大多欠佳。

6. 抗纤溶药物可以用于血友病患者口腔卫生的常规口腔护理和牙齿洁治时的有效辅助手段。

第三节　口腔出血的处理

口腔最常见的出血原因是拔牙后出血、牙龈出血、外伤后出血和乳牙替换期乳牙松动出血，其中牙龈出血的原因多与口腔卫生不佳有关。牙龈出血是牙龈炎症的一种表现症状，是可以预防和治疗的，并不完全是血友病本身导致的。早期转到有血友病管理经验的口腔专科医师处进行评估，并进行适当的口腔科治疗可以减少牙龈出血的发生。抗炎和牙周治疗可以阻断牙龈疾病的进展，减少牙齿的早失，并能减少发生其他相关的系统性疾病的风险。

少见出血原因包括自己损失（咬伤）、乳牙脱落和未采取合适的全身止血措施下进行的口腔科手术之后。乳牙脱落后的出血，如果及时处理通常不会持续很长时间，直接将纱布填塞至牙槽窝的位置，并持续咬住或者按压15～30分钟。如果父母或者照看者发现出血持续超过6小时，建议咨询自己的血液科医师，并到血友病治疗中心接受一些额外的支持治疗。

>>>推荐：

1. 口腔出血首先要确定出血部位并进行按压，有条件者可以进行缝合。

2. 应给予抗纤溶药物并按照合理的剂量使用。正在使用PCC治疗的血友病B患者或者血友病伴抑制物的患者，若使用抗纤溶药物需要注意与大剂量PCC同时使用产生血栓的风险。

3. 持续口腔出血的患者应尽早到血友病团队内的口腔科医师或者口腔颌面外科医师处检查出血来源，并判断出血严重程度。建议酌情逐步采取局部或全身止血措施：①应用潮湿的纱布直接按压出血点至少15～20分钟；局部麻醉药物加用肾上腺素使局部血管收缩；缝合伤口；应用局部止血药物（氧化纤维素、凝血酶、纤维蛋白胶等）；使用含抗纤溶药物的漱口水或者糊剂局部应用或漱口。②全身治疗包括应用凝血因子或者DDAVP，全身应用抗纤溶药物，监测生命体征等，必要时纠正贫血。

4. 术前有较好止血计划，在有创性操作之后若出血量仍超出预期，建议复查实验室检查，尤其需排除出现抑制物或者由药物引起的血小板功能方面的缺陷。

（于国霞　王　伟　杨仁池）

参 考 文 献

［1］杨仁池，王鸿利. 血友病［M］. 2版. 上海：上海科学技术出版社，2017.

［2］Srivastava A，Santagostino E，Dougall A，et al. WFH Guidelines for the Management of Hemophilia，3rd edition［J］. Haemophilia，2020，26（S6）：1-158.

［3］Nordic Hemophilia Guidelines，2020，yearly update available at：www.nordhemophilia.org.

附 录

血友病关节超声评估—H-C
（HEAD-US in China）评分系统

附表1　H-C评分量表

项　目				分　值
疾病活动性		关节渗出	无/极少量（＜3mm）	0
			少量（3～9mm）	1
			中量（10～19mm）	2
			大量（≥20mm）	3
	滑膜	增生程度	无/轻微	0
			轻/中度	1
			重度	2
		血流信号	无	0
			感兴趣区域（ROI）＜3处血流信号	1
			感兴趣区域（ROI）≥3处血流信号或树枝状血流信号	2
骨软骨损伤	软骨		正常	0
			靶表面＜25%的关节软骨缺失	1
			靶表面≤50%的关节软骨缺失	2
			靶表面＞50%的关节软骨缺失	3
			靶表面的关节软骨完全缺失	4
	骨		正常	0
			软骨下骨轻度不规则伴/不伴关节周围小骨赘	1
			软骨下骨明显不规则和/或显著的关节周围骨赘形成	2
总分				13

一、评分内容

（一）疾病活动性

主要是针对滑膜隐窝的系统性评估，包括以下部位。①肘关节：冠突隐窝、桡隐窝和鹰嘴隐窝；②膝关节：髌上囊、髌旁隐窝；③踝关节：胫距关节前、后隐窝，距下关节前、后隐窝。

1. 关节渗出　表现为关节腔内的液性回声。轻压或关节屈伸可变形移动。彩色多普勒超声无血流信号显示。测量液性区域垂直于表皮的最大深度。

2. 滑膜增生程度　滑膜增生主要表现为滑膜隐窝内的低回声，也可为等回声或高回声，形态不规则。轻压或关节屈伸基本不变形。采用模式识别的方法，通过不同隐窝滑膜的范围评估滑膜增生的严重程度（附图1～附图3）。

3. 血流信号　使用能量多普勒技术，在避免溢出的情况下，尽可能降低脉冲重复频率和增加增益以提高检测的敏感性，观察滑膜内的血流分布情况。感兴趣区域定义为一个切面上的一个隐窝区域。

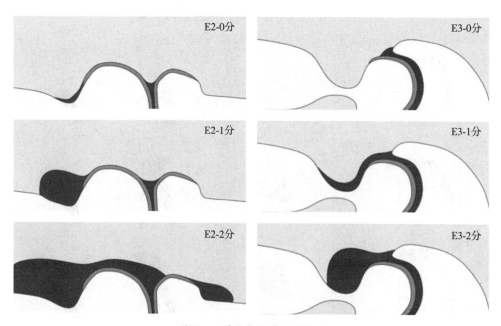

附图1　肘关节滑膜评分模式

注：E2，冠突隐窝和桡隐窝评分切面；E3，鹰嘴隐窝评分切面。

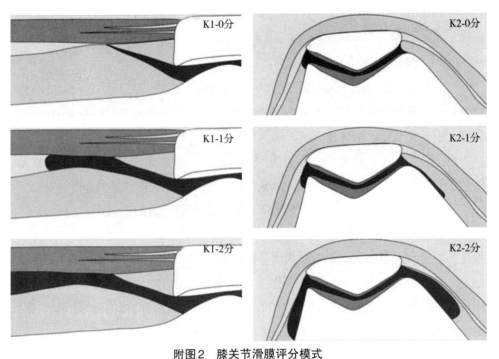

附图2 膝关节滑膜评分模式

注：K1，髌上囊评分切面；K2，髌旁隐窝评分切面。

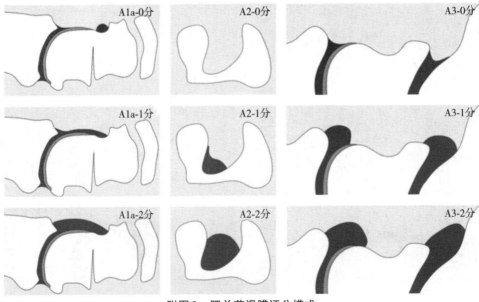

附图3 踝关节滑膜评分模式

注：A1a，胫距关节前隐窝评分切面；A2，距下关节前隐窝评分切面；A3，胫距关节后隐窝和距下关节后隐窝评分切面。

（二）骨软骨损伤

标准评估切面是骨软骨结构评价特定的切面，即肘关节的肱骨髁端前面观，膝关节的股骨滑车，踝关节的距骨滑车。对应的切面是：肘关节 E1b、E2a、E2b；膝关节 K3；踝关节 A1a、A1b。

1. 软骨　在特定切面（E1b、K3 和 A1b 横切面）能最大范围显示软骨异常，动态扫查并进行评分。观察这些切面的软骨损伤范围。根据损伤范围不同，共分5级（0：正常；1：靶表面＜25%的关节软骨缺失，分数＝1；2：靶表面≤50%的关节软骨缺失，分数＝2；3：靶表面＞50%的关节软骨缺失，分数＝3；4：靶表面的关节软骨完全缺失，分数＝4）。

2. 软骨下骨　评估软骨下骨损伤的切面与评价软骨的切面相同，分为3级（0：正常；1：软骨下骨轻微不规则，伴或不伴关节周围轻微的骨赘，分数＝1；2：不规则的软骨下骨，伴或不伴侵蚀及关节周围明显的骨赘，分数＝2）。评估项里骨赘不局限于选定的靶表面，而是在进行上述扫描时对扫查结果的综合评价。

二、标准扫查切面

（一）肘关节标准切面（附图4）

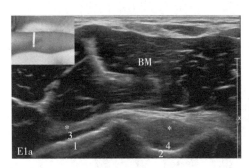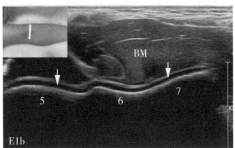

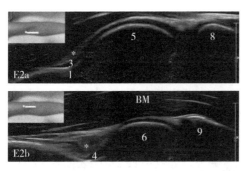
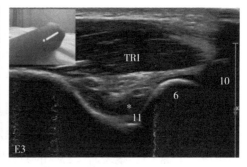

附图4　肘关节标准切面

注：1.桡窝；2.冠突窝；3.桡骨隐窝；4.冠突隐窝；5.肱骨小头；6.滑车外侧面；7.滑车内侧面；8.桡骨头；9.冠突；10.鹰嘴突；11.鹰嘴隐窝；BM：肱肌；TRI：肱三头肌。E1a.肱骨干骺端水平横切面，肱骨前方出现桡窝（1）和冠突窝（2）。桡窝较浅，容纳桡骨隐窝（3），冠突窝较深，容纳冠突隐窝（4），两个隐窝上方均有前脂肪垫（星号）覆盖。E1b.肱骨骺端横切面，显示波状起伏的骨软骨面，浅层为无回声的软骨（箭头），深层为线样强回声的软骨下骨。E2a.肱桡关节上方矢状面，肱骨小头（5）的头侧可见桡窝（3）位于桡窝（1）内。E2b.冠突头侧矢状面，冠状隐窝（4）位于冠突窝（2）内。E3.后正中矢状面，鹰嘴隐窝（11）位于鹰嘴窝的底部与后脂肪垫（星号）之间。

（二）膝关节标准切面（附图5）

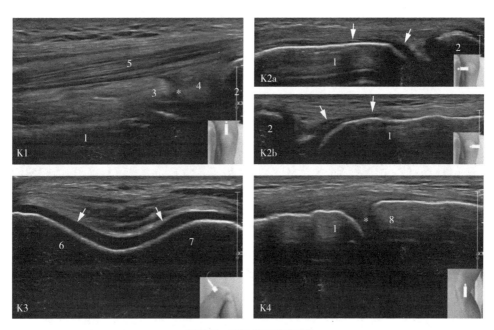

附图5　膝关节标准切面

注：1.股骨远端；2.髌骨；3.股骨前脂肪垫；4.髌上脂肪垫；5.股四头肌肌腱；6.股骨滑车外侧面；7.股骨滑车内侧面；8.胫骨。K1.正中矢状面，显示髌上囊（星号）。K2.横切面扫查髌骨旁隐窝（箭头）。K3.动态扫查股骨滑车，观察软骨（箭头）及软骨下骨表面。K4.冠状面扫查股胫关节，观察骨边缘及内侧半月板（星号）。

（三）踝关节标准切面（附图6）

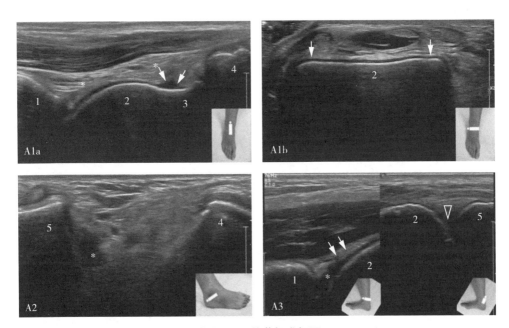

附图6　踝关节标准切面

注：1.胫骨；2.距骨滑车；3.距骨颈；4.距骨头；5.跟骨。A1a.胫距关节背侧正中矢状面，胫距关节前隐窝（箭头）上方覆盖前脂肪垫（星号）。A1b.动态横切扫查距骨滑车，观察软骨（箭头）及软骨下骨表面。A2.跗骨窦切面扫查距下关节前凹，观察距下关节前隐窝（星号）。A3.内踝后方旋转探头扫查胫距关节后凹和距下关节后凹，观察胫距关节后隐窝（箭头）和距下关节后隐窝（空箭头）。胫距关节后隐窝上方覆盖后脂肪垫（星号）。

（李　军　郭新娟）